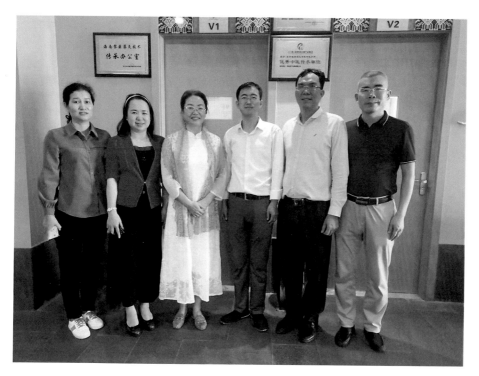

戴海青、孙立楠、潘惠兰与黎医藤灸技术传承人符志坚合影

黎医妇科概述

主　编　戴海青　孙立楠

上海科学技术出版社

图书在版编目（CIP）数据

黎医妇科概述 / 戴海青，孙立楠主编. -- 上海 ： 上
海科学技术出版社，2024.1
ISBN 978-7-5478-6411-1

Ⅰ. ①黎… Ⅱ. ①戴… ②孙… Ⅲ. ①黎族－民族医
学－妇科学 Ⅳ. ①R298.1

中国国家版本馆CIP数据核字(2023)第223170号

黎医妇科概述

主编　戴海青　孙立楠

上海世纪出版（集团）有限公司
上海科学技术出版社　　出版、发行
（上海市闵行区号景路 159 弄 A 座 9F－10F）
邮政编码 201101　　www. sstp. cn
上海新华印刷有限公司印刷
开本 787×1092　1/16　印张 11.5　插页 1
字数 160 千字
2024 年 1 月第 1 版　2024 年 1 月第 1 次印刷
ISBN 978－7－5478－6411－1/R·2886
定价：78.00 元

内容提要

黎医黎药是黎族人民世代相传的传统医药,具有民族性、地域性和传统性,是民族医药宝库中的组成部分。黎族地区天然药材资源十分丰富,品种繁多。海南五指山地区现有植物药 500 多种,动物药 200 多种,矿药物 100 多种。黎族对这些药用资源的开发和利用,具有悠久的历史。

黎族崇尚女性,尤其注重女性病的防治。本书整理了中国热带黎医药学的文化背景及理论体系的形成,女性的生理特点及黎医用药、专病专方等,对女性健康的管理与保健、疾病治疗有积极的作用。

本书由戴海青名老中医传承工作室团队联合海南著名黎医药专家,历时数年,通过资料查阅、实地考证等形式,对妇科疾病的病理特点、诊断方法、治疗原则进行系统的论述,收集和整理了海南当地黎医治疗如月经病、妊娠病、产后病、带下病等妇科病的验方,为首部研究海南黎医药治疗妇女专科疾病的专著。本书分为上篇和下篇,共 7 章。上篇主要介绍了热带黎医药学的特点、理论体系的形成、疾病诊断的"五五互参"以及治疗原则;下篇介绍了黎医妇科病学辨病施药的单方、验方等,共收录妇科 40 多个专科病种的黎医药诊治方法,整理了 200 余种治疗妇女疾病的常用黎药,详细介绍了这些黎药的性味功能及主治用法。

本书可供从事中医、民族医研究者和临床工作者,以及对黎医药感兴趣的读者参考借鉴。

编委会名单

序　一

黎医药属我国传统医学的范畴,与其他民族医学一样,其产生和发展都与中华民族特定的历史、文化等背景有密切的关系。但由于各民族所处的地理环境、气候特点、历史进程、文化语言、生活风俗及疾病特征等不同,因此各民族医学在发展过程中,产生了不同的理论体系,在诸多方面表现或同或异,丰富了传统医学的内涵。研究黎医、中医之间的异同有助于更深刻、更全面地了解黎族医药的特点,以利于民族医药的发展和提高,推动黎医学健康快速发展,更好地为广大患者服务。

在海南省,占比最大的少数民族就是黎族,拥有约 147 万(2021 年)人口和几千年的悠久历史。在长时间的生活、生产、治病过程中,黎族医药一直在汲取和融合中医药、苗医药等医药学理论和实践的精髓,不断充实本民族医药的知识和理论,逐渐形成了独具本民族特色的医药理论体系,形成特有的疾病理论、药物理论、诊断方法、治疗方法及妇科病的特色治疗。

黎医药学基于其发源地独特的地域性、药物种类的多样性,形成了疗法自然、理论独特的体系。以三元脏腑、六道气脉整体观为主导思想;以人体内脏、形体、官窍与精、气、血、水等物质为生理病理基础;以邪毒(瘴、蛊、蛇痧、湿、寒)和风鬼等为主要病因;以察、问、闻、摸、悟“五诊”为主,侧重摸诊、甲诊、眼诊等特色诊法;以辨病论治为主,以阴阳辨证为辅,以调理三元脏腑、六道气脉为治疗总则。

中医药学"一源多流"的学术特点及文化特色，是中医药学术思想和临床经验传承创新的源泉。不同民族独具本民族特色的医药理论体系，形成了各自不同的医学流派。相信本书的出版，对推动海南自由贸易港黎医药学术进步及事业发展将产生积极的影响，同时，对全国中医药学术流派的挖掘、整理、研究也有启迪。希望更多的热爱海南、热爱黎族医药的有识之士能从本书中获益。

国医大师　林天东

2023 年立春

序 二

海南黎医药文化对中医药而言，是民族医药的瑰宝；对黎族人民而言，是用亲身经验代代传承下来且具有黎族传统特色的医药体系，有着悠久的历史，其区域性和民族性十分突出。所以在 2018 年海南省中医院成立了热带（海南）中医妇科研究所，2020 年成立了海南省首家黎医药门诊，不断学习、挖掘、整理黎族医药，尤其是妇科病方面的特色优势。海南省中医院妇产科是国家"十二五"重点专科，是海南省中医院特色鲜明的中西医结合品牌科室。该科致力于中医优势病种的理论挖掘、临床实践，近年来加大了对黎族医药在妇科病方面的研究和开发。黎族有自己的语言，但没有自己的文字，长期以来，黎族医药治疗妇科疾病的经验以口口相传、师带徒等方式进行传承，有一定的限制，许多宝贵的黎族医药经验仍散落在民间，老一辈的黎医药传承者所剩无几，记载黎医药的专著、文献较少，黎医药的传承与发展均面临危机，故挖掘、整理、研究黎医药治疗妇科疾病的经验成为迫在眉睫的工作。

本书由戴海青名老中医传承工作室团队联合海南省当地著名黎医药专家，历时数年，通过资料查阅考证、实地走访调研等形式，研究整理了黎医对妇科疾病的病理特点、诊断方法、治疗原则的系统论述，收集整理了海南省当地黎医治疗如月经病、妊娠病、产后病、带下病等的验方，为首部研究海南黎医药治疗妇女专科疾病的专著。该书的出版，对海南省丰富的黎药资源的开发、黎医药文化的传承、海南民族医药事业的振兴、热带经济的发展乃至海南自由贸易港的建设,都有重要的意义。

黎医药治疗妇科疾病的经验不仅仅是属于海南的,也是属于中国乃至世界的宝贵医药、文化财富。希望通过对黎医药的研究,将这一宝贵的民族医药文化不断传承、发扬光大!

海南省首届名中医　蔡敏

2023 年 3 月

前　言

传统民族医药源于少数民族的传统医药理论和实践，具有显著的民族性、地域性和传承性，是中医药学的重要组成部分。在现代医药已得到充分普及和发展的当下，传统民族医药仍在当地或域外发挥着重要作用。

海南岛是我国唯一的热带岛屿，原住民黎族是占比最大的少数民族，拥有约 147 万人口和数千年的悠久历史。在长期与疾病做斗争的过程中，黎族人民认识自然药物、认识生命、防治疾病，创造了具有鲜明地域和民族特色的医学体系——热带黎医药学。

海南建省以来，很多有识之士已经看到在古老的民族医药中蕴藏着巨大的智慧与财富，随着国家对各地民族医药资源的保护、挖掘及整理，促进了黎族医药的飞速发展，先后出版了《黎族医药》《黎族医药概论》《黎族药志》《黎医基础理论研究》等专著。

黎族崇尚女性，尤其注重妇科病的防治。本书在《黎族医药》《黎医基础理论研究》的基础上，进一步整理和完善了中国热带黎医药学的文化背景及理论体系的形成、女性生理特点及用药、专病专方等内容，对女性健康的管理与保健、疾病治疗有积极的作用。

本书分为上篇和下篇，共 7 章。上篇主要介绍了热带黎医药学的特点、理论体系的形成、"五五互参"诊断及疾病治疗原则。下篇介绍了黎医妇科学的定义、生殖器官解剖、生理特点及辨病施药等，共收录妇科 40 多个专科病种的黎医药诊治方法，整理了 200 余种治疗妇科疾病的常用黎药的性味、功能主治及药用方法。

　　谨以此书献给黎族医药研究者、民族特色养生从业者、对黎医药感兴趣者等相关人员。希冀本书的出版能为传承祖国民族医药工作添砖加瓦，为弘扬黎医药尽绵薄之力，同时也企望同道和读者不吝批评指正。

《黎医妇科概述》编委会

2023 年 2 月

目　录

上篇　海南热带黎医药发展概论

下篇　黎医妇科概论

海南热带黎医药发展概论

上篇

第一章

绪 论

················◦◦◦◦◦◦◦················

在海南省,占比最大的少数民族就是黎族,拥有约 147 万(2021 年)人口和几千年的悠久历史。在长时间的生活、生产、治病过程中,黎族医药一直在汲取和融合中医药、苗医药等传统医药学理论和经验的精髓,不断充实本民族医药知识理论和体系,逐渐形成了独具本民族特色的医药理论体系,有着特有的基础理论、疾病理论、药物理论、诊断方法、治疗方法及妇科病的特色治疗。

第一节 黎医药学概述

黎族人民长期生活在我国热带海岛上,岛上气温常年湿热,瘴、痧、蛊等邪毒盛行,产生了特有的湿毒、瘴毒、痧毒、热毒、蛊毒等致病邪毒,从而形成风鬼病、六道病、内病、外病、阴病等疾病;黎族人通过认知自然药物、认知生命、防治疾病与从事卫生保健活动,创造了具有鲜明地域和民族特色的医学体系——热带黎医药学。

一、黎医药学的概念

黎医药学是指黎族人依照自己的传统文化和以黎医基本理论为指导,融汇传统中医理论,以察、问、闻、摸、悟"五诊"为主要手段采集临床信息,通过五五互参,运用辨病论治为主、阴阳辨证为辅的方法诊断疾病,采用天然药物组方或采用非药物疗法,实施预防、治疗、保健的医学。

二、黎医药学的特点

1. **独特的地域性** 黎族是我国除台湾岛少数民族之外唯一的海岛少数民族,也是聚居热带海岛的少数民族。海南岛高温湿热多雨,热带药植(动)物及海洋药植(动)物品类繁多,是热带病、传染病(如疟疾、登革热、肝炎、钩端螺旋体病等)的高发区。因地域特点,直接导致黎族医药在药理、治疗等方面与其他传统民族医药有着明显的区别。

2. **物种多样化,疗法自然** 黎族居住地因地域的优越性,植物品种繁多,已勘查到的植物种类有 4 731 种,有药用价值的植物 3 000 多种,海南特有植物 663 种。丰富的物种资源为黎族防病治病提供了有力的保障。黎医对药性的认识源于土、水、火、气四行,是朴素唯物主义的认识,这也类似于早期中医药认识的形成。黎医常用鲜药或仅晒干的药用植物入药治病,也有自身用药方式,如煎煮、外敷、熏蒸、药浴、代茶饮以及泡酒等。

3. **辨病论治** 黎医以辨病为主,所以临床多主张专病专方专药,即使是证变也不一定立即变更治疗原则和原来的方药,这与中医强调辨证论治的特点有一定的区别。黎族脱离母系社会时间较晚,女性作为社会劳动主力,享有较高的社会地位,黎医尤其注重针对女性疾病的治疗,疗法具有自身特点。

三、独特的理论体系

(1) 以三元脏腑、六道气脉整体观为主导思想。

(2) 以人体内脏、形体、官窍与精、气、血、水等物质为基础的生理、病理认识。

(3) 以邪毒(瘴、蛊、蛇瘀、湿、寒)和风鬼等为主要病因。

(4) 以察、问、闻、摸、悟"五诊"为主,侧重摸诊、甲诊、眼诊等特色诊法。

(5) 以辨病论治为主,阴阳辨证为辅,调理三元脏腑、六道气脉为治疗总则。

第二节 热带黎医药学的文化背景

海南岛是中国南方的热带岛屿,陆地平面呈雪梨状椭圆形,面积 3.39 万平方千米,是我国仅次于台湾岛(面积 3.61 万平方千米)的第二大岛。一年中有旱季和雨季两个季节,属于热带季风气候,年平均温度为 22.5~25.6℃。

在 3 000 年前的殷周之际,黎族是海南岛最早的居民。黎族语言属汉藏语系壮侗语族黎语支,黎族没有本民族文字,通用汉文,信仰仍处在原始宗教阶段,遗留有原始母系氏族制公社的生活习俗。

黎族现主要聚居在海南省的陵水、保亭、三亚、乐东、东方、昌江、白沙、琼中、五指山等县市,其余散居在海南省境内的万宁、儋州、屯昌、琼海等县市以及贵州等省。

根据《中国统计年鉴 2021》统计,中国境内的黎族人口数约为 160 万人。海南黎族人口约 147 万(2021 年),因方言、习俗、地域分布等差异,有"哈""杞""美孚""润""赛"等不同的自称、方言和服饰。

一、黎医药与黎族的民俗

1. 神话传说 黎族民间流传着一个与黎族来源有关的神话传说。相传七仙女曾下凡到海南岛游玩,其中桃花仙女很喜欢这里,她看到岛上美丽富饶,很适合人类繁衍,便化为金色的南蛇产下一枚晶莹剔透的卵,并呼唤本境土地公召集山中 9 条金色的大南蛇来护住这枚如白玉般的卵。经过上千年的运化,在农历三月十五这天,桃花仙女派天神雷公下界将卵划破,从中走出一位美丽的少女,一边唱歌一边跳舞来到人世间,号称黎母仙姑,从此岛上最早的原住民黎族人诞生。黎母传授子孙们采百草治百病,用藤做灸、针和线等技法治疗病痛,还为他们斩妖除魔,护佑着黎民子孙健康安稳地一代代繁衍下去。

2. 服饰文化 海南岛黎锦纺、染、织、绣技艺是黎族人传承了 3 000 年的古老技艺,是国家非物质文化遗产,被誉为中国纺织史上的"活化石"。黎族没有自己的文字,黎锦图案是黎族各方言的标志符号,这些原始的文化符号,记录了黎族各方言区的文化生态,生动体现了黎族的生产活动和民俗风情,每一幅黎锦都是一个故事。从某种意义上说,黎锦是浓缩了黎族历史与文化的独特"史书"。黎族织锦以多种植物为主要染色原料,如"勒肥"(即蓝靛草)、黄姜、乌墨树皮等植物,具有解毒的作用。黎族的"蛙人纹"图案主要以黑、白、红、绿、蓝、黄六种颜色为主,每种颜色都有自己独特的含义表达,黑色表示庄重,白色表示纯洁,红色表示喜庆,绿色表示生命,蓝色表示沉静,黄色表示健美。在原始母系社会时代,人们发现青蛙产卵多,而且繁殖能力很强,其浑圆膨大的肚腹与孕妇的肚腹相似,原始人类就以青蛙象征女性生殖器官——子宫,产生生殖崇拜,希望妇女能像青蛙一样有极强的生育能力,繁殖氏族人口,促进氏族部落的兴旺、强盛。同时衣物的染料也是有药物作用的纯植物,具有防虫、吸汗、透气的功能。同时用不同纹饰、款式代表不同的族系。

3. 纹身文化　在中国海南岛生活着的黎族有 5 个支系,各个支系妇女纹身按照祖先流传的图案,互不相同,成为黎族不同氏族、部落的标志,黎族男青年看女性的文身图案就能知道是不是同一祖先,能不能通婚。

纹身对黎医针刺疗法的形成和发展起到促进的作用。纹身时不仅图有定形、谱有法制,连施术年龄亦有所规定。各族按祖传之图案进行纹身,绝不能假借紊乱。例如,美孚黎妇女以几何方形纹、泉源纹或谷粒纹组成图案,而润黎则以树叶纹或方块形成图案。青蛙是黎族最崇拜的动物之一,故黎族纹身常以青蛙作为主要图案。女子只要长大到十一二岁至十四五岁时,都毫不例外,必须按照祖先遗留下来的特殊标志接受纹身。纹身的颜料由多种黎药材组成,不仅上色,而且具有温经通络、活血祛风和促进孕育的作用。

二、中医药文化的影响

黎族医药和中医学有较深的历史渊源,互通互同性较强,同时博采众长。

从汉元封元年(公元前 110 年)汉武帝在海南设郡立县开始,汉族人民不断迁移岛上,加速了沿海一带汉、黎民族之间生活和文化的交融。《桂海虞衡志》(宋·范成大)记载:"熟黎能汉语,变服入州县墟市,日晚鸣角,结队而归。"可见,黎族人在当时与汉族人交流和贸易已不存在语言障碍。同时,黎族人聚居地区所产的药材如高良姜、五色藤、益智仁、沉香、蜂蜡等多以"土贡"的形式输入中原地区,或由商人贩运至中原。《桂海虞衡志》记载:"省民以牛博之于黎,一牛博香(沉香)一担。"《正德琼台志》(明·唐胄)所收载的海南"土贡"中的物品就有槟榔、苏木、乌木、鸡翅木、虎斑木、沉香等 15 种之多。《续资治通鉴长编·卷十六·开宝八年》(北宋·李焘)中记载:"琼州言俗无医,民疾病但求巫祝,诏以方书《本草》给之。""本草"即《神农本草经》,中医四大经典著作之一,《神农本草经》传入琼岛在一定程度上指导了黎族民间医生的用药。

在古代,海南被视为"蛮荒"之地,一直被作为流贬之所,历史上就有许多官员被流放至此。较为有名的有唐代的王义芳,宋代的苏轼、胡铨,明代的涂棐等。《诸蕃志·卷下》(宋·赵汝适)就记载在万宁、陵水黎族人民聚居的地方,黄侯申首创药局,他们在贬谪之地设立私塾,传经授业,传播中原文化,深得当地黎族人民的爱戴。官方在某些州县,如万宁、陵水和崖州设立了药局治病救人,设立了医学公署传授中医药知识。中原文化与海岛文明碰撞,形成了特有的中原移民文化与海岛本土文化的融合。

三、融汇外来医学文化

黎族与回族是海南较早的先民,长期杂居。万历《琼州府志》记载:"其在外州者,乃宋元间因乱挈家驾舟而来,散泊海岸,谓之番村、番蒲、不食豕肉、家不供祖先,供设佛堂念经礼拜,其语言相貌与回回相似,采鱼办课。"回族药学的哲学理论,对黎族医药也产生了一定的影响,认为药物的生长均源于自然万物的生化过程。生长区域不同,药物所获得的气质和秉性也不同。

第二章
黎族医药理论体系的形成

--------------------------------- ✿ ---------------------------------

黎医基础理论是融汇了部分中医理论的具有独特黎族传统文化背景和特点的传统医学理论,黎医药是一门具有丰富多样、卓有效验的诊断手段和治疗方法的少数民族传统学科流派。

第一节　黎医阴阳理论

一、黎医阴阳的基本概念

阴阳论是古人用以认识自然和解释自然的世界观和方法论,是我国古代朴素的唯物论和辩证法。关于阴阳的起源,其实非常朴素简单,古人观察发现自然界有一种很普遍的现象,就是南面的山坡总是能被太阳照到,于是南面的山坡是光明的、温暖的、躁动的,植物繁茂,动物众多,呈现一派欣欣向荣的景象;而与南面相对的北面,由于太阳照不到或光照不足,因此是黑暗的、寒冷的、宁静的,植物稀少,动物罕见,呈现一派阴郁的景象。继而古人发现自然界到处都是拥有相对立的属性的事物,即有上就有下,有生就有死,有进步就有退步,有健康就有疾病,这种对立无处不在、无时不有,因此古人总结出天地间的最大规律——阴阳。阴阳是天地间对立统一属性的概括,往往存在于同一事物内部或相关联的双方。因此阴阳是属性概括,不是具体事物。阴阳学说认为世界是物质的,物质世界在阴阳二气的相互作用下滋生、发展、变化。

黎族先民认为,万物皆可分阴阳,事物的变化也由阴阳双方斗争而起,这就是阴阳为本的思想。黎族人民能歌善舞,黎族的民谣民歌中,就有阴阳为本的思想,如黎族作家王越聪在 1993 年整理的黎族民歌中就有"七七人行来陪坐,不见夫面在这下;你在阴间依阳府,这下哭日又哭夜"。这些认识就是黎医阴阳论的来源,加上与汉族文化的交流,阴阳概念在生产、生活中的应用更为广泛,自然也被黎医作为解释大自然和人体病症、病理之间的种种复杂关系的医理。

二、黎医阴阳的基本内容

黎医理论认为,万物之根在天地,天地分阴阳,事物的变化都源于阴阳。其主要内容有:

(1)天地生万物,天地为阳,万物为阴。

(2)阴、阳是对事物属性的归类。黎医理论对自然界的认识很直观,如白天为阳,夜晚为阴;春夏为阳,秋冬为阴;火为阳,水为阴;看得见的为阳,看不见的为阴。

(3)以阴阳解释事物变化的原因。黎医认为逆天地者即损阴阳,会招致疾病或不顺(阴病)。

(4)黎医把疾病分为骨内病和骨外病,即骨膜以内的病称骨内病(阴),骨膜以外的病称骨外病(阳)。

(5)黎医把人体气脉分为六通道,前面三通道为阴,背面三通道为阳。

阴阳双方主要有四种关系:阴阳对立制约、阴阳互根互用、阴阳消长平衡、阴阳相互转化。其中对立是阴阳的主要关系,阴阳双方永远是互相斗争、互相制约的,但是因为阴阳共同存在于一个整体中,所以必须是在共同存在的前提下进行有限的斗争,否则斗争太过,就会阴阳失衡,甚至阴阳离决,生命终结。这决定我们处理任何事情都要尽力使斗争双方和谐相处,向成为命运共同体的方向去努力。

三、黎医阴阳理论的应用

(一)说明人体的结构功能

黎医学根据阴阳对立统一的观点,认为人体及其组织结构,可以分属于阴或阳两种属性。如男为阳,女为阴。男性一些特征及组织器官,属阳;女性一些特征及组织器官,属阴。对于人体的生理功能,黎医学也是用阴阳理论来加以概括说明的,如人体内的气与血,气为阳,血为阴。气为无形之物,是动力,是功能;血是有形之体,是物质,是营养。又如,脏腑功能与其产生的物质相对而言,功能属阳,物质属阴。生理活动是以物质为基础的,没有物质的运动,就无法产生功能活动;而生理活动的结果,又不断促进着物质的新陈代谢。人体病症活动时刻都在进行着,人的生命物质和生理功能之间不断地相互转化,物质转化为功能,功能转化为物质,如果没有物质和功能之间的相互转化,生命就会终止。可见,人体功能与物质的关系,也就是阴阳依存互根、相互消长的关系。

（二）阐释人体的病理变化

健康的人体,阴阳双方是协调平衡的,由于某种原因使阴阳失调,就会发生疾病。疾病是病邪作用于人体,引起邪正相争,导致机体阴阳失调,脏腑气血功能失常的结果,而正气和邪气,可以分属阴阳两类。正气分阴阳,可分为阴精和阳气两部分;病邪分阴阳,一般认为外邪属阳,内邪属阴,而属阳的外邪之中,火（热）、暑、风为阳邪,寒、湿为阴邪。正气和邪气之间的相互作用、相互斗争,则可用阴阳偏盛、偏衰、互损来概括说明。

在《符氏藤灸口诀》手抄本中,以阴盛阳衰、阳盛阴衰、阴盛阳盛对各种蛇痧症进行分类。而阴盛阳盛的说法较为特殊,其形成可能与黎族地区气温偏高同时雨量充沛的自然条件以及某些痧症的特殊症状表现有关。

（三）用于疾病的诊断

由于疾病发生、发展、变化的内在原因在于阴阳失调,因此,任何疾病即使临床表现错综复杂、千变万化,也都可以用阴阳来分析归纳。正如《黄帝内经》所说:"善诊者,察色按脉,先别阴阳。"从总的方面来看,阴阳可以概括整个病症的属性,如表、热、实属阳,里、寒、虚属阴。黎医认为,证是患者在生病过程中全身情况的综合反映,每一种疾病在不同的时期、不同的患者身上,可以表现为阴证或阳证。黎医所称的阴证与阳证,主要指疾病在发生过程中表现出的阴盛阳衰和阳盛阴衰这两种情况。阴证多因脏腑气血骨肉、三道、气脉功能衰退,而表现为神疲、倦怠、乏力、畏寒肢冷、面色㿠白、指甲苍白等。阳证多表现为面色红、发热、小便黄赤、舌红、烦躁不安、呼吸气粗,甚至神昏谵妄、打人骂人,目诊见面部红丝明显,甲象见红紫或青紫,等等。根据病症的阴阳,可以判定病情的轻重及预后。一般来说，正虚毒轻者或疾病的后期，多表现为阴证；而正盛毒重者或疾病的初期，多表现为阳证。经治疗后由阴证转为阳证，多表示疾病向好的方面转化；经治疗后由阳证转为阴证，多表示疾病趋重或恶化，甚至预后不良。比如发热疾病，随着病情进展发热消失，反而出现大汗出、四肢冰凉、脉象微弱欲绝的症状，神志也由躁动转为昏迷，这就是典型的阳证转为阴证，预示病情凶险。

（四）用于治疗疾病

由于疾病发生、发展的根本原因是阴阳失调，因此，调整阴阳，泻其有余，补其不足，使之恢复相对平衡，达到阴平阳秘，这就是治疗的基本原则。

在确定治疗原则方面，阴或阳偏盛，则采用"泻实"的治则，如"热者寒之""寒者热之""实者泻之"等。阳或阴虚损时，则采用"补虚"的治则，如阴虚者滋阴，阳虚者扶阳，通过调治，使阴阳偏盛偏衰的异常状态归复于平衡协调的正常状态。

阴阳还用来归纳药物的性味功能。如寒凉、滋润的药物属阴，温热、燥烈的药物属阳；药味酸、苦、咸者属阴，辛、甘、淡者属阳；药物具有升、散作用者属阳，具有敛、降作用者属阴。治疗疾病，要根据病症阴阳偏盛偏衰情况，确定治疗原则，结合药物阴阳属性及其作用，选择使用相应药物，从而达到治疗目的。

第二节　法奥吭（天仁地）三元脏腑理论

一、法奥吭（天仁地）三元脏腑理论的概念

黎族人认为人只要吃香睡甜、心情愉快、勤活动，就能健康不生疾病。钟捷东在《黎族医药》中总结出"麦、滋、囝"三宝养生理论：吃香睡甜益"麦"，即喃法（天水）好，喃法包括哆（血）、喃瓮（水液）、洇（精）；勤活多动纳"滋"，即喹奥（仁气）顺，喹奥被称为人体之气；心情愉快生"囝"，即拜吭（地母）健康，地母又分为波嘞（内脏）、拜瓮（形体）和宠究（官窍）。黎医认为"麦、滋、囝"调养好了，就能给人体提供正常活动的热能，产生热量和体温，黎医称之为幸费（真火）。幸费（真火）主要可"固本""扶正""祛邪"。

调理法奥吭三元脏腑,最终达到防病治病的目的。我们可以从图1和图2中了解黎医的"麦、滋、囹"与法奥吭三元脏腑的相互关系。

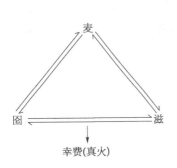

图1　幸费(真火)与"麦、滋、囹"　　图2　幸费(真火)与法奥吭(天地仁)三元
　　　之间的关系图示　　　　　　　　　　脏腑协同关系图示

二、法奥吭(天仁地)三元脏腑的功能

黎医学认为人体法奥吭(天仁地)三元脏腑相互感应、相互制约、相互化生,才能生生不息。法奥吭(天仁地)三元脏腑理论将整个人体区分为三个部分:法即喃法(天水),包括人体的哆(血)、喃瓮(水液)、洆(精)。奥即喹奥(仁气),包括人体的整个喹(气)。吭即拜吭(地母),包括人体的波嘞(内脏)、拜瓮(形体)和宠究(官窍)。

(一)喃法(天水)的功能

喃法(天水)中的哆(血),其主要功能是为内脏、骨肉、官窍输送营养物质。哆(血)遍布全身,内达脏腑,外至肌肤,无处不到,与波嘞(内脏)中的叨(心脏)有密切的关系。如叨(心脏)萎废不用,则血液无法在体内运行,人体内脏骨肉将无以滋养,生命也将终止。黎医认为哆(血)是构成人体和维持人体生命活动的基本物质之一,具有营养和滋润的作用。

黎医认为喃瓮(水液)是生命之源,天地之间所有的生物都有赖于喃瓮(水液)的滋养。喃瓮(水液)的代谢,先由粑昂(脾)通过升清作用,将其向上传输到叨(心)与咽(肺),同时一部分未被吸收的喃瓮(水液),则与食物残渣一起下传于嘞弄(大肠),连同粪便排出体外。咽(肺)接受了粑昂(脾)上输的大量喃瓮(水液),通过宣发肃降作用,将其输布至周身。其中一部分化生成尿液,向下输至波荳(膀胱),当波荳内尿液储存到一定量时,即从尿道排出体外。喃瓮

（水液）的代谢过程，主要以粑昂（脾）、咽（肺）、呕铥（肾）三脏的功能活动为主。其中呕铥（肾）的作用贯穿于喃瓮（水液）代谢的始终，粑昂（脾）、咽（肺）等脏腑在喃瓮（水液）的代谢过程中起促进的作用。如果粑昂（脾）、咽（肺）、呕铥（肾）三脏中任何一脏的功能失常，都会引起喃瓮（水液）的输布排泄障碍，使水湿停留于体内，而产生痰饮、水肿等病理变化。

精是人体内极为重要的一种物质，具有生殖和促进生长发育、抵抗外邪的功能。喃法（天水）之泲（精），既包括父母遗传的生命物质（即先天之精），又包括后天获得的水谷之精（即后天之精）。先天之精一方面来源于父母的生殖之精，另一方面来源于胚胎形成以后直至胎儿发育成熟娩出这一过程中从母体汲取来的水谷之精。

因此，先天之精实际上概括了禀受于父母的构成各组织器官的原始生命物质，以及母体从饮食中汲取的各种营养物质。这种先天之精主要藏于呕铥（肾），即所谓呕铥（肾）藏有先天之精。

后天之精来源于水谷，又称"水谷之精"。人体生命的维持，不仅以肾中先天之精为基础，还需不断得到饮食水谷之精的充养。这种由水谷所化生的，输布于内脏等组织器官，最后归藏于呕铥（肾）中的精，就是肾中所藏的后天之精。由此可见，人体的精主要藏于呕铥（肾），其来源以先天之精为本，并得到后天之精的不断充养。

（二）喹奥（仁气）的功能

喹（气）是古代黎族人对自然现象的一种朴素认识，他们认为喹（气）是构成客观世界的最基本物质。自然界的各种事物，都是由喹（气）的运行变化而产生的。人乃是万物之一，所以喹（气）是构成人体的最基本物质。《符氏藤灸口诀》中说："逆天地者寒毒入，风鬼串身恶疾生。"认为人要修得仁德之气即正气，不能忤逆天地，否则邪毒入体，风鬼串身容易生疾病。根据黎医对喹（气）的认识，喹（气）的概念包括两种含义：一是指充斥人体并不断运行的具有很强活力的精微物质，是构成人体和维持人体生命活动的最精细的物质，如水谷之气、自然清气等。二是指内脏组织器官的功能活动，是人体生命活动力的总表现，如内脏组织之气、六道气脉之气等。黎医认为，人是一个不断运动着的生命体，身体内脏组织靠气化生、营养；而人体内脏组织及六道气脉同时发挥功能，构成的整体生理活动也是喹的运动。由此可见，黎医所说的喹（气）是一种物质与功能的综合体。

(三)拜吭(地母)的功能

拜吭(地母)主要涵育脏腑等身体器官,化生和贮藏气血之精华。黎医对身体各器官的认识主要来源于分配猎物及拾骨迁葬的活动,他们在长期的生产、生活实践及黎医临床实践中,把拜吭(地母)分成波嘞(内脏)、拜瓮(形体)、宠究(官窍)。其中波嘞(内脏)包括肺、心、肝、脾、肾和胃、胆、膀胱、小肠等(也包括女性胞宫),其中肺、心、肝、脾、肾相当于中医之五脏。拜瓮(形体)指皮、肉、筋、骨、脉,又称为"五体"。黎医认为波嘞(内脏)除了将其所化生的精气,通过喃瓮(水液)和喹奥(仁气)的运行输布濡养拜瓮(形体)外,昂(肝)、叨(心)、粑昂(脾)、呕铥(肾)、咽(肺)五脏与筋、脉、肉、骨、皮之间还有相对应的联系。如《黄帝内经》所说,"脏真散于肝,肝藏筋膜之气也""脏真通于心,心藏血脉之气也""脏真濡于脾,脾藏肌肉之气也""脏真下于肾,肾藏骨髓之气也"。还指出,"肺朝百脉,输精于皮毛"。由此可见,形体与五脏之间有着密切的相对应的联系。

另外,黎医把人体分为蹬挡喹沐(六道气脉)。蹬挡喹沐(六道气脉)贯穿于形体与内脏之中,气血水液运行于整个形体与内脏之内。蹬挡喹沐(六道气脉)分区运行,阴阳呼应,波嘞(内脏)所化生的精、气、血、水液输布到形体,对形体发挥滋养、推动、温煦和气化等作用,使形体得以完成其生理功能。

"宠究"在黎医中指官窍。官和窍的概念不尽相同。官,是指机体上有特定功能的器官,如五官耳、目、口、鼻、咽喉;窍,即孔窍、苗窍的意思,即内脏与外界交通的窗口。七窍,即口、两鼻孔、两目和两耳;九窍,即七窍加前阴、后阴。每一窍,都是一个具有特定功能的器官。它对外与周围环境相通,对内通过六道气脉同脏腑保持密切的联系。官窍,是人体与外界联系的重要器官,与内脏功能系统关系密切,每一窍都和人体内脏中的某一脏有特定的联系。如《灵枢·五阅五使》中说:"鼻者,肺之官也;目者,肝之官也;口唇者,脾之官也;舌者,心之官也;耳者,肾之官也。"《素问·金匮真言论》说:"北方黑色,入通于肾,开窍于二阴。"外界环境的各种变化可以通过官窍影响到内脏,内脏功能活动正常与否,也可以反映到官窍。"五脏常内阅于上七窍也,故肺气通于鼻,肺和则鼻能知臭香矣;心气通于舌,心和则舌能知五味矣;肝气通于目,肝和则目能辨五色矣;脾气通于口,脾和则口能知五谷矣;肾气通于耳,肾和则耳能闻五音矣。五脏不和则七窍不通。"(《灵枢·脉度》)大多数官窍也是机体与自然界进行物质交换的门户。例如，机体所需要的空气、水、食物，通过口鼻摄入体内；机体生理活动过程中所产生的废物（大、小便及其他浊物），通过前、后阴排出体外。

总之，拜瓮（形体）与宠究（官窍）通过蹬挡喹沐（六道气脉）与波嘞（内脏）相通，并同脏腑在生理、病理上有密切的关系。此外，黎医还认为人体的各器官，如耳、鼻、口、舌等，可以反映人体各脏腑的功能是否正常，在疾病诊断上具有特殊的意义。

三、法奥吭（天仁地）与人体病症

（一）喃法（天水）与人体病症

喃法（天水）是由哆（血）、喃瓮（水液）、洐（精）所构成的人体内所有液体的总称，是人体内含量最多的物质，是保持法奥吭（天仁地）三元的动态平衡和保证拜吭（地母）脏腑及各种器官生理功能正常运行的必需条件。

1. 哆（血）与人体病症　血，黎语称为"哆"，是循行在气脉中的含有丰富营养的红色液体，它是构成人体和维持人体生命活动最基本的物质之一。黎医认为哆（血）循行的通道为六道气脉，简称"气脉"。血液通过六道气脉循行全身，内至脏腑，外达肢节。哆（血）由天地之气化生，有赖于天地之气以运行，故属于喃法（天水）。在生理状态下，血液的颜色、质量和数量有一定的常度。如果法奥吭（天仁地）三元脏腑的平衡被打破，哆（血）的颜色、质量、数量就会发生变化，进而导致人体产生哒嘚（邪毒）和窝啶（风鬼），即出现多种疾病。查验血液颜色变化及黏稠度变化，是黎医判断疾病预后的重要手段。如提取患者的一滴血置于手心，如果血液色泽鲜红而黏稠，则病情不重或预后良好。反之，如果血色淡、稀薄如水，则认为病重或预后不良。黎医常用刺血（放血）疗法治疗许多疾病，如刺血治疗瘴疾、蛇疹病、热毒等。

2. 喃瓮（水液）与人体病症　黎医称体内之正常液体为"喃瓮"，即中医所说的津液，故喃瓮是机体一切正常水液的总称。喃瓮（水液）包括各脏腑组织器官的内在液体及其正常的分泌物等，如胃液、肠液、涎、涕、泪等。此外，喃瓮（水液）还包括水液代谢之产物如汗、尿等。喃瓮（水液）是构成人体和维持人生命活动的基本物质之一，能滋润皮毛、肌肤、五官诸窍，能灌注于内脏，也能润滑关节和补益脑髓。窝啶（风鬼）而致各种疾病，常见有对喃荁（尿多）、俺喃苴(尿闭)、兜哆(尿血、血淋)、瓮喃(水肿)、降喃益(自汗、盗汗)等。

3. 浀(精)与人体病症　浀(精)的概念源于古代的"水地说"。黎医认为自然界的水、地是万物赖以生长发育之根源,在此基础上引申出浀(精)的概念,并逐渐演变为"精为万物之源"的观点。浀(精)是体内有形的精微物质,它是构成人体和维持人体生命活动的基本物质之一。

黎医认为,精有广义和狭义之分。广义之"精",泛指一切与生俱来的生命物质,以及后天获得的对人体有用的精粹物质,包括喹(气)、哆(血)、喃瓮(水液)、髓及从食物中摄取的营养物质等一切精微物质。狭义的精,专指具有生殖功能的物质,即男女媾和的精气,常称之为"生殖之精"。所以,黎医学的精,既包括从禀受于父母,与生俱来,是人之胚胎形成的原始物质、生命物质的"先天之精",又包括后天获得的水谷之精,又可称为"内脏之精"。先天之精和后天之精关系密切,二者相互依存,相互为用,相辅相成。人之始生依靠先天之精,没有先天之精就没有生命体和生命活动,后天之精也就不能产生。人出生之后,机体不断取后天之精,以滋养脏腑组织,培育和充养先天之精。因此,没有后天之精,先天之精就得不到补充,生命力就不能维持,也不能繁衍后代。黎医将这种密不可分的关系称为"先天生后天,后天济先天"。

（二）喹奥（仁气）与人体病症

根据黎医对喹(气)的认识,喹(气)的概念包括两种含义:一是指充斥人体、不断运动的具有很强活力的精微物质,是构成人体和维持人体生命活动的最精细的物质,如水谷之气、自然清气等。二是指内脏组织器官的功能活动,是人体生命活动力的总表现,如三元脏腑之气、六道气脉等。

因为人是一个不断运动着的生命体,形体内脏组织靠气化产生营养,而形体三元脏腑同时发挥各自功能,构成整体生理活动,亦是气的运动。可见气的两种含义相互联系,难以分割,因此可以认为黎医学中的喹(气),是一种物质与功能的综合体。气的生成与先天禀赋,后天饮食营养,以及自然环境等因素有关,是呕铦(肾)、粑昂(脾)、波(胃)、咽(肺)等脏腑综合作用的结果。人体气的生成基本条件有二:一是物质来源丰富,即先天的精、气、水、谷和自然界清气供应充足;二是咽(肺)、粑昂(脾)、波(胃)、呕铦(肾)等脏腑的生理功能正常。黎医认为气在人体生命过程中具有十分重要的作用,有多种生理功能。若先天禀赋不足,或后天调摄不当,均可致喹(气)的产生不足或耗用太过,最终导致喹堆(气虚)等证。

（三）拜吭（地母）与人体病症

1. 波嘞（内脏）与人体病症

（1）叨（心）：叨的生理特点主要表现在主血脉和主神志，同时也充分反映了心主温运的生理特点。叨主血脉和神志，其他内脏的功能活动都是在叨的主宰下进行。叨是生命活动的中枢，在维持整体统一上起着极其重要的作用。这是因为黎医认为叨为脏腑之首，是人体最重要的器官。

叨与六道气脉相连，六道气脉为血液循行的通道，人全身的血液都在六道气脉中运行，依赖于叨的搏动而输至全身，发挥濡养作用。叨主血，血在六道气脉内运行，循环不已，一则靠叨之气的推动，再则脉气也能配合叨之气鼓动血流，共同完成血液的周流循环。因此，叨、气脉和血液密切相关，在人体内构成了一个相对独立的系统。这个系统的生理功能，都为叨所主，都有赖于叨的正常搏动。叨由脉络与舌相连，与舌直接相通；叨的气血循喹沐（气脉）脉络上荣于舌，以维持舌体的正常生理功能，所以舌最能反映叨功能的强弱。

叨病常见症状有心悸，心烦，失眠多梦，健忘，喜笑不休、发狂或谵语，痴呆，昏迷，心前区憋闷疼痛，面唇爪甲紫暗，面色苍白无华，脉象结代、细数、散大数疾、虚大无力、迟涩。

（2）咽（肺）：黎医称肺为“咽”。肺位于膈上，胸腔之内，覆盖于心之上。在五脏中它的位置最高，故古人称之为“华盖”。肺上连气道，与鼻相通，合称肺系，外合皮毛。肺的主要功能是主气而司呼吸，为气机出入升降之外轮，与六道气脉相连而主治节，能辅佐心脏调节气血循行；主宣发肃降，通调喃瓮（水液），维持水液的运行。咽是呼吸的主要器官，是体内外气体交换的场所，黎医称其为喹吭（气府）。

咽为喹吭（气府），其功能除吸进清气、呼出浊气外，还包括生成人体之气和调节各脏腑组织之气。咽吸入之清气是人体之气的组成部分，如咽吸进自然界的清气，与水谷精气相结合，生成后天之气，聚于胸中，故称咽为喹吭（气府）。气通过六道气脉，输布全身，维持各脏腑组织器官的功能活动。与此同时，后天之气输布于呕铤（肾）中，滋养培育先天之气，使之充盈旺盛，发挥其激发推动的功能。咽通过主人体之气而治理调节全身，调节各脏腑气机。

黎医认为咽与六道气脉相连通，全身的血液在蹬挡喹沐（六道气脉）中循环流通，均流经咽，并通过咽的呼吸运动进行气体交换，吐故纳新，然后再将富含清气的血液输布全身，所以，血液的正常循行，亦需咽之气的输布和调节。

中医称咽的这一作用为肺朝百脉。朝，朝向、汇聚之意；百脉，泛指全身的血脉，亦指喹沐（气脉）。肺朝百脉，即六道气脉中的气血皆汇聚于咽。

皮毛是咽主气、司呼吸的重要辅助器官。皮毛的散气作用主要通过发泄体内阳热之气来实现，汗孔为人体阳热之气外泄之门户，有调节阳热之气活动的作用，这一功能受咽的升宣作用支配。

咽经气道与鼻相通，鼻是呼吸之气出入的门户。鼻除了是呼吸之通道，还主司嗅觉。鼻的功能正常与否，主要取决于咽。咽之气调则呼吸通利，嗅觉灵敏；外邪可由鼻道而入袭咽，所以在出现咽系病症的同时常常有鼻的症状。

咽病常见症状有咳嗽、气短、哮、喘、胸闷疼痛、咯痰、声哑失音、咯血、痰中带血、自汗、鼻塞等。

（3）粑昂（脾）：黎医把脾称为"粑昂"，把胰称为"怕昂"。黎医对脾脏的生理功能认识较晚，因长期不甚清楚其功能作用，它像是被遗忘的器官，故而黎语称脾脏为"粑昂"。结合中医生理观，推论出粑昂主运化的重要功能。粑昂位于腹中，在膈之下，脐以上，波（胃）的下方。粑昂与波（胃）以膜相连，开窍于口，其华在唇。粑昂的主要生理功能是运化、升清，为"气血生化之源""后天之本"；又主统摄血液，能维持血液的正常循环。粑昂的主要生理特点反映在喜燥恶湿方面。粑昂主司运化水液，能使人体内的水液正常运行、输布和排泄。若各种原因导致水湿潴留体内，则又可影响粑昂之运化功能，这就是前人所说的"脾最易生湿，湿最易伤脾"。

粑昂与肌肉、四肢密切相关。这是因为粑昂具有运化水谷精微物质的功能，为气血生化之源，全身的肌肉都需要依靠脾所运化的水谷精微物质来滋养才能丰满壮实，四肢的功能活动、肌肉的发育要靠粑昂之气来提供营养。《黄帝内经》中说"清阳实四肢"，这里的"清阳"，就是指粑昂之气升腾宣发的营养物质。粑昂之气强健，清阳之气布散全身，肌肉丰满，四肢轻劲，灵活有力。故肌肉瘦削、四肢倦怠或萎弱不用的病症，往往需从粑昂论治。

总之，粑昂是人体内很重要的一个器官，是人体营养物质的重要来源。该脏的主要功能是运化、升清和统血。后天摄入的食物在波、嘞中消化后，化生出水谷精微物质，通过粑昂的运化功能，输送到人体的不同部位。如将其中"精专"的部分输送到叨（心）与咽（肺），注入六道气脉化赤而成血；将其中"滑利强悍"的部分输送到上部，则化为各种气；将其中的一部分输送到呕铥（肾）而化为精；还有一部分通过六道气脉布散到皮毛、肌肤、关节、孔窍以及脑髓之中，化为体液。

粑昂病常见症状有腹满腹胀或疼痛，食少、便溏、黄疸、肢倦乏力，脱肛、阴挺，便血、崩漏、紫癜等。

（4）昂（肝）：黎医把肝称为"昂"。肝位于腹部，是贮藏血液的主要器官，有调节血液流量的功能；又主升发疏泄，主管人体之筋膜，开窍于目。筋膜，是联结关节、骨骼、肌肉的一种组织。其附着于骨而聚于关节，包括滑膜、肌腱、韧带等组织，通过收缩和舒张而实现肢体的运动，具有约束骨骼、联系关节、主持人体运动的功能。人全身的筋膜，依赖于昂所藏的血液滋养，只有昂藏血充盈，才能营养滋润于筋，以保持筋膜的滑润柔和，维持关节的灵活自如，使人正常运动。因此，人体肢节的运动，虽属筋肉的作用，却与昂藏血的盛衰有关。如果筋膜失去昂所藏血液的滋养，则会导致筋膜干枯、收缩、挛急而出现异常变动。此外，巅顶、两胁、少腹和前阴等部位的生理、病理均与肝脏有关。

昂病常见症状有眩晕，目花，四肢麻木、关节不利、痉挛拘急、抽搐，巅顶、乳房、两胁、少腹疼痛及囊肿疼痛，急躁易怒等。

（5）呕铥（肾）：黎医把肾称为"呕铥"。呕铥居腹内，在脊柱两旁，左右各一。呕铥位于腰部，故有"腰府"之称。呕铥的主要生理功能是藏精、主水、主纳气、主骨、生髓，外荣于发，开窍于耳及前、后二阴，机体生、长、壮、老、死的自然规律，与肾中精气的盛衰密切相关。黎医认为肾精与肾气之间的关系就像油灯中的油和灯一样，有了油，灯才能发光，有了灯光才体现出油的作用。中医理论同理，呕铥之精化生肾气，肾气的盛衰，决定着人的生殖能力和生长发育过程，体现出肾精的作用。呕铥中的精气还能化生肾阳和肾阴，肾之阴阳皆源于呕铥中的精气。肾阳，又称"真阳""真火""命火""先天之火"等，是人体热能的源泉，为呕铥生理活动的动力，对机体各脏腑组织器官起着温煦与推动的作用。肾阴，亦称"真阴""肾水""真水"等，是人体阴液的根本，对机体各脏腑组织器官起着滋养、濡润的作用。肾阴和肾阳相互依存、相互制约、相互转化，以维持呕铥本身的阴阳平衡，维持全身脏腑阴阳的相对平衡，维持人体的生命活动。呕铥藏精，其精气盛并上充于耳，听觉才能灵敏，分辨能力才高，才能辨别五音。

呕铥病临床常见症状有阳痿、滑精、早泄、遗精，腰冷酸痛、下肢萎软，气喘，耳鸣、耳聋，骨蒸潮热盗汗，健忘，小便不利、尿闭、水肿，尿频、遗尿等。

（6）岱（胆）：岱附于昂（肝）之内，内藏胆汁。岱的生理功能主要是贮藏和排泄胆汁。岱与其他内脏传化"浊物"的功能不同,中医称其为"中精之府""清净之府"。胆汁味苦,色黄绿,由昂(肝)之精气所化生,浓缩汇集于胆,随着消化的需要,经岱疏泄于嘞,参与水谷之消化。胆汁的分泌和排泄,离不开昂(肝)的疏泄功能,故昂(肝)对岱有很大的影响。

(7)波(胃):波居膈下,上接食管,下连小肠。波之上口为贲门,下口为幽门。中医学将波划分成三个部分:波的上部称上脘,波的中部称中脘,波的下部称下脘。三个部分统称为"胃脘"。波主受纳水谷、腐熟水谷,主通降,以降为和,喜润恶燥。从临床上看,波之病多见燥热之证,常伴波之液不足,治宜润燥生津、滋养胃液,应慎用燥性药物。

(8)嘞音(肠):嘞音(小肠)居腹腔之中,是一个很长的中空管道,外形呈回环叠积状,上端连接于波(胃),下端与嘞弄(大肠)相接(阑门处)。嘞弄(大肠)居腹之四周,于阑门处与嘞音(小肠)接续,下连广肠而通于肛门。嘞音(小肠)的主要生理功能是受盛化物和泌别清浊。嘞音(小肠)的受盛功能主要体现在两个方面:一是嘞音是接受由波(胃)下传之食糜的盛器;二是经波(胃)初步消化的食物,在嘞音内必须有相当长时间的停留,以利于进一步消化和吸收。

嘞弄(大肠)的主要功能是传化糟粕。嘞弄(大肠)接受由嘞音(小肠)下注的糟粕,再吸收多余水分,形成粪便,最后经肛门排出体外。嘞弄(大肠)的传导功能,是在嘞弄(大肠)之气的推动下进行的,实际上是嘞音(小肠)降浊功能的延伸,同时亦与咽(肺)的肃降及呕铄(肾)中阳气的蒸腾气化有关,若这些内脏发生病变,均可引起嘞弄(大肠)传导功能失常,从而出现粪便质、量以及次数的异常变化。

(9)波苣(膀胱):波苣位于下腹盆腔内,与肾直接相通。波苣为贮尿的器官,主要功能是贮存尿液和排泄尿液。水液经呕铄(肾)之阳气气化以后,剩余水分及废料经喃瓮(水液)通道流入波苣,汇聚到一定量时,再由波苣排出体外,即为小便。波苣的这种功能与呕铄(肾)之阳气有密切关系,呕铄(肾)之阳气对尿液的贮存起到固摄作用,排泄尿液又关系到呕铄(肾)之阳气的气化作用。呕铄(肾)之阳气的固摄和气化作用合称为"开合"功能。呕铄(肾)之阳气的一开一合,控制着水液下注波苣而不外流,贮存到一定程度又能及时排泄。呕铄(肾)之阳气充盛,则波苣开合有节,尿液既可贮存又能按时排出。

(10)鸣(脑):鸣的位置在头颅内,上至百会穴,下至风府穴。鸣是精髓汇聚的场所,主精神思维。人的视觉、听觉、嗅觉、感觉、思维记忆等,均是在鸣的作用下发生的。因此,鸣是人体极其重要的器官。黎医将人的精神活动,包括语言及思考能力,都归结为鸣的功能,故凡是精神方面的疾病,在治疗上都要着眼于调整鸣的功能。全身骨肉气血、内脏器官都要接受鸣的指挥,因此,鸣是名副其实的人体"总指挥"。鸣障碍就会指挥失灵、失误而导致其他脏腑功能失调,使六道气脉受阻而引发全身性的疾病甚至死亡。

　　黎医认为,鸣主管人的精神活动,包括语言及思考能力。根据唯物主义的观点,人的思想意识等精神世界的产生,都是物质世界刺激人体头脑的结果。故而,人的思想意识,也都是客观物质在人们头脑中的反映,是客观物质派生出来的东西。物质是第一性的,人的思想意识是第二性的,没有物质世界的存在,也就根本没有精神世界。中医传统理论认为,脑是受心脏支配的,是为心脏所役使的。而黎医对其的认识却不同且更符合现代医学的观点,认为鸣之所以能够进行各种思维活动,是因为鸣与六道气脉相通,与形体官窍密切联系,耳、目、口、鼻、舌等感官,收集外界客观信息,通过六道气脉反馈到鸣,由鸣主持精神思维活动。脑是"元神之府",因此,黎医把耳、目、口、鼻、舌的听、视、味、嗅、言和意志、思虑等精神活动直接归属于鸣。总之,鸣居颅腔内,下通脊髓,为精髓所养,连通于眼、耳、口、鼻、舌,为"元神之府",起主宰、统帅精神思维活动的作用。

　　鸣病常见症状有窝顶(风鬼病)、鬼杈(眩晕、头晕旋转)、哒窝(癫狂)等。

　　(11)挖(子宫):黎医称子宫为"挖"。它的位置在小腹的前正中线上、波荁(膀胱)之后、直肠之前,下口连阴道,状似一个倒置的梨,是女子身体上的一个特殊器官。挖主通行月经、孕育胎儿。通常认为,女子胞就是子宫,然而黎医从其实际功能考虑,认为"挖"是包括子宫、卵巢、输卵管等生殖器官在内的整个内生殖器。

　　由于呕铑(肾)主生殖,故挖与呕铑(肾)的关系最密切,其次还与喹沐(气脉)以及叩(心)、粑昂(脾)、昂(肝)三脏有关。呕铑(肾)通于挖中,喹沐(气脉)流通,月事能按时来潮,且容易受孕。叩(心)主血、昂(肝)藏血、粑昂(脾)统血,因此,三脏和月经有密切关系。

　　女子发育成熟后,气脉旺盛,血海盈满,气道畅通,阴血下注于挖就会产生月经,有了月经,就有了受孕生育的能力。挖在不孕育的时候,主行月经,在怀孕之后,它又是保护和孕育胎儿的主要脏器。胎儿在挖中的营养供给主要依靠喹沐(气脉)中的气血。黎医认为人体的生殖繁衍功能是由天地阴阳之气交感而形成的,男精为阳精,女精为阴精,男精产生于润榜(睾丸),女精产生于挖,两精相搏,形成胚胎,然后在胞宫内发育成人。

2. 拜瓮(形体)与人体病症　拜瓮的概念有广义和狭义之分。广义形体泛指一切有一定形态结构的组织器官,包括头、躯干、肢体、内脏等有形可见的组织。狭义的形体,是指有特定含义的"五体"——皮、脉、筋、骨、肉,它们是构成整个人身形体的重要组织。本节所述的"形体"即指狭义的形体。

形体的外面与周围环境接触,里面包裹着内脏。六道气脉贯穿于形体与内脏之中,气血水液通过六道气脉运行于形体与内脏之内。其中营血在脉络中运行,卫气与水液则循行于皮肉筋骨之间及内脏盲膜之中,无处不到。正是依靠气血水液的不断运行,内脏所化生的精、气、血、水液才得以输布到形体,对形体发挥滋养、推动、温煦和气化等作用,使形体得以完成其生理功能。内脏一般除了将其所化生的精气,通过气、血、水液的运行输布濡养形体之外,粑昂(脾)、叨(心)、呕铊(肾)、咽(肺)、昂(肝)五脏与筋、脉、肉、骨、皮之间,还有特定的相对应的联系。《黄帝内经》里说:"脏真散于肝,肝藏筋膜之气也。""脏真通于心,心藏血脉之气也。""脏真濡于脾,脾藏肌肉之气也。""脏真下于肾,肾藏骨髓之气也。"还指出:"肺朝百脉,输精于皮毛。"由此可见,形体与五脏之间有着密切的相对应的联系。需要指出的是,黎医称脉为"沐",有主干与网络之分。

(1) 弄(皮):黎语称皮为"弄"。皮覆盖人体表面,皮肤表面有毛发、汗孔等附属物。皮肤具有防止外邪入侵,调节人体水液代谢与体温的功能,并有一定的辅助呼吸的作用。皮肤与肺的关系最为密切。皮肤感邪常内传于咽(肺)。皮肤受寒,寒从其合入肺,致咽(肺)失于宣降,易出现流涕、喷嚏、咳嗽等肺系病症及多汗等症。

(2) 牟(肌肉):黎语称肌肉为"牟"。古籍称肌肉为"分肉",包括现代医学中所说的肌肉组织、脂肪和皮下组织。肌肉上的纹理称"肌腠",分肉与分肉之间的凹陷处中医称为"溪谷"。溪谷是人体腧穴所在之处,也是体内之气汇聚的地方。牟,具有保护内脏、抵御外邪、维持运动的功能。

全身的牟都赖于粑昂(脾)运化的水谷精微物质及水液的营养滋润,才能壮实丰满,并发挥其维持运动的功能。若粑昂(脾)运化失常,就会发生营养物质化生输布障碍,使得牟及四肢得不到水谷精微物质的濡润,从而导致肌肉瘦削,软弱无力,甚至痿而不用。健粑昂(脾)、生精气是治疗痿证的基本原则。

(3) 佑(筋):黎语称筋为"佑"。佑是肌腱、韧带和筋膜的统称。佑有连接和约束骨节、主持运动、保护内脏等功能。在五脏当中,筋和昂(肌肉)的关系最为密切。《黄帝内经》曰:"食气入胃,散精于肝,淫气于筋。"又曰:"脏真散于肝,肝藏筋膜之气也。"昂(肝)之气血可以养筋,若昂(肝)之气血不足,筋得不到充足的滋养,就会发生病变。筋病日久,亦可内传于昂(肝),引起昂(肝)病变。

(4) 咯(骨):黎语称骨为"咯",咯构成人体的支架。人体的骨骼支架是由许多脆骨与硬骨加上筋肉联结构成的。咯构成人体的框架和形态,并保护人体内的脏器在一般情况下不受外部伤害。咯还是人体的运动器官,而且人体内的三元脏腑以及六道气脉,都往返运行于咯之中,咯若损伤,可导致六道气脉受阻而引发其他疾病。咯与呕铦(肾)的关系最密切。

咯内有腔隙,内藏骨髓,故古人称"骨者髓之府"。由两块或两块以上的咯连接起来,使人保持活动功能的机关叫关节。骨骼由关节互相连接起来,组成骨骼系统。人背面正中的项骨(颈椎)、背骨(胸椎)、腰骨(腰椎)和尻骨(骶骨与尾骨)由脊筋连接起来,形成支撑人体的脊梁。头部的天灵盖(顶骨)、山角骨(颞骨)、凌云骨(额骨)和后山骨(枕骨)互相连接成壳,保护着呜。胸部的胸骨和肋骨相连,共同构成胸廓,保护内脏。咯与咯之间均有关节相连,借助筋与关节的伸缩旋转,四肢能做各种各样的运动。

咯与呕铦(肾)的关系十分密切,主要体现在:呕铦(肾)之精不足,骨髓空虚,则会引起骨骼发育不良,如小儿囟门迟闭、咯软无力。老年人呕铦(肾)之气渐衰,咯失滋养,故骨质疏松,易于骨折,骨伤后也不易愈合。临床对上述病症常以补肾填精的药物来治疗。

3. 宠究(官窍)与人体病症　黎医讲的宠究分为官和窍。官,是指机体上有特定功能的器官,耳、目、口、鼻、咽喉,皆称为官;窍,即内脏与外界交通的窗口。七窍,即口、两鼻孔、两目和两耳;九窍,即七窍加前阴、后阴。每一个官窍,都是一个具有特定功能的器官。它对外与周围环境相通,对内通过六道气脉同脏腑保持密切的联系。

(1) 赖(耳):黎族称耳为"赖",赖主司听觉,位于头部左右两侧,是清阳之气上通之处,属清窍之一。赖与呕铦(肾)、叨(心)的关系较为密切。若叨(心)、呕铦(肾)之阴阳失调,不能互济,则可导致失聪。临床上叨(心)火亢盛或呕铥(肾)阴不足的患者常有耳胀耳鸣、头晕目眩、反应迟缓或站立不稳、听力下降等症状。突发性耳聋亦有因心神紧张所致者。

(2) 权(眼睛):黎族称眼睛为"权",权主司视觉,与昂(肝)的关系最密切。此外,权与六道气脉亦有广泛的联系。黎医对眼睛极为重视,认为这是大地赋予人体的窗口,是光明的使者,是三元脏腑的精华所在。人体脏腑之精上注于目,所以能洞察一切。在病理情况下,昂(肝)之病往往反映于目,如昂(肝)之阴血不足,则两目干涩、夜盲或视物不清;昂(肝)感受风热邪毒,则目赤痒痛;昂(肝)之火热上炎,则目赤肿痛;昂(肝)之阳上亢,则头晕目眩,甚则两目斜视;等等。可见,目与昂(肝)在生理、病理上有密切的关系。

(3) 咔(鼻):咔为呼吸之气出入的门户,主司嗅觉,助发音,为咽(肺)之窍。咔与咽(肺)的关系最密切,与粑昂(脾)、昂(肝)、嘞(肠)也有关系。若咽(肺)之气宣畅,呼吸平和,鼻窍通畅,则能知香臭;若咽(肺)失于宣肃,则鼻塞呼吸不利,嗅觉亦差。此外,咽(肺)部疾病也往往因口鼻吸入的外邪引起。

(4) 甬、苋、顶(口、齿、舌):口、齿、舌是进饮食、辨五味、泌涎唾(即口水)、助消化、磨食物与助发音的器官。口、齿、舌通过六道气脉与脏腑相联系,其中与粑昂(脾)、波(胃)、叨(心)、呕铥(肾)的关系较为密切。如粑昂(脾)、波(胃)有热,则易生口疮。粑昂(脾)被湿毒所困阻,则口中淡而无味或有甜味,并觉黏腻。牙齿的生长、发育、坚固、替换、枯槁、脱落与呕铥(肾)中精气的盛衰有关。

(5) 宠丢(咽喉):宠丢为口鼻与咽(肺)、波(胃)之通道。宠丢的主要功能是行呼吸、发声音和进饮食。宠丢与咽(肺)、波(胃)、粑昂(脾)、呕铥(肾)、昂(肝)的关系较为密切。如咽(肺)被外邪或痰火壅塞,影响到喉,就会出现失声。若呕铥(肾)之阴不足,则虚火亦循经上炎,多见咽喉干痛。当情志不畅时,昂(肝)失于疏泄,气机不利,气滞则水液亦停滞,凝聚而为痰。常见痰与气交阻于咽喉,发为"梅核气"。

(6) 葛曩(下阴):葛曩是男、女外生殖器与尿道口的总称,是排尿,男子排精,女子排出月经、娩出胎儿的器官。下阴与多个脏腑都有联系,而其中与呕铥(肾)、嘞(肠)、昂(肝)、粑昂(脾)四者关系较为密切。

男性的下阴包括尿道口、阴茎、阴囊和睾丸。古人认为下阴是"宗筋之所聚",有排尿和生殖功能,并同男子的第二性征有密切关系。女子的下阴包括尿道口和阴户,黎医将女性内生殖器也统称为"葛曩"。女子下阴有排尿、排出月经和娩出胎儿的功能。

呕铦(肾)主生殖,呕铦(肾)之精充盈到一定程度,则可促进性成熟,维持生殖功能。若小儿呕铦(肾)之气未充,可常见遗尿。老人呕铦(肾)之气已衰,控制小便的能力减弱,则易小便失禁。呕铦(肾)之阳气亏虚,蒸腾气化无力者则小便清长,无力推动水液输布与排泄者则尿少或伴有浮肿。尿道上口通波荳(膀胱),故波荳(膀胱)与尿道口在功能上必须相互协调,病变时又往往相互影响。如波荳(膀胱)受湿热毒邪侵犯时,又会引起排尿障碍,出现尿频、尿急、尿道灼痛等症状。若昂(肝)失疏泄,在男子则精闭而射不畅,在女子则月经不调,经行不畅或痛经。粑昂(脾)不健运时,水停为湿,常下注于下阴,女子可见白带量多如水。粑昂(脾)不升清,女子可见子宫下垂,甚则自阴户挺出。

(7) 宠苈(肛门):宠苈是排出粪便的器官。因为它专司排出水谷之糟粕,故称"粕门"。咽(肺)主体内之气的下降,故肛门与咽(肺)联系密切。肛门还与嘞(大小肠)、呕铦(肾)、粑昂(脾)等多个内脏关系较为密切。

第三节　蹬挡喹沐(六道气脉)理论

一、蹬挡喹沐(六道气脉)的概念

黎族人崇拜大自然,认为人与天、地需要和谐相处,否则会带来疾病与灾难。如《符氏藤灸口诀》中说:"逆天地者寒毒入,风鬼串身恶疾生。"这里的"天"与"地"概括了人以外的整个自然界,而"人"是"天"与"地"的产物。故此,人不可能脱离环境而生存,人的生命活动必然与外部自然环境有密切的关系。

黎医在临床实践中认识了气脉的分布,把人体的前面(阴)和背部(阳)按功能划分为六条通道,即天阳脉、天阴脉、地阳脉、地阴脉、仁阳脉、仁阴脉,并将这六条气脉通道称为"蹬挡喹沐"。人体气脉的正常运行也主要依赖蹬挡喹沐(六道气脉),只有蹬挡喹沐(六道气脉)相互协调,融会贯通,保持平衡,人体的脏器、四肢、九窍、肌肉、筋骨才能有正常的生理活动。黎医认为六道气脉遍布周身,能发挥沟通人体内外,联系各个器官的作用。因此,六道气脉受阻或失衡,人体就会被邪毒侵入,产生筋伤病,或在身体的某处有明显的压痛或硬结,或身体某处的色泽出现变化。针对此类病症,黎医往往选用针刺、理筋、刮痧、熏蒸、藤灸等方法,疏通六道气脉、调理筋节,以达到拔邪毒、祛风鬼,从而防病治病的目的。

二、蹬挡喹沐(六道气脉)的分布及应用

气脉是人的血气与脉息、脉络信息往来、表里沟通联系的渠道。气伴脉行、脉随气动,气脉通畅,血流正常,人就会健康长寿。黎医认为,气脉是人体气血循行的通路,也是人体气血最容易堵塞并产生病症的部位;凡病皆来自气机紊乱、蹬挡喹沐(六道气脉)不通,蹬挡喹沐(六道气脉)通畅,则百病不生。

1. 法嬷沐(天阴脉) 天阴脉在头面部,为前正中线至过眼眶外缘所作垂直线之间的区域,包括前额、眼、鼻、唇、前牙、舌、咽喉、扁桃体、颏颈部的气管和食管;在胸部,为自前正中线至胸骨缘的区域,包括胸肋部位、胸部的气管和食管、乳房近胸骨缘、心前区(左侧);在腹部,为自前正中线至腹直肌的区域,包括胃、胆囊、脐部、膀胱、子宫、会阴部。调理天阴脉可以治疗前额头痛、眼病、鼻病、三叉神经痛、面肿、前牙痛、咽炎、气管炎、恶心、呕吐、心脏病、高血压、眩晕、盗汗、失眠、癔病、荨麻疹、皮肤病、腹胀痛、肚脐围痛、痛经、阴痒、足跟痛等症。

2. 吭嬷沐(地阴脉) 地阴脉在头颈部,包括颞前部、面颊、后牙、颌下、甲状腺;在胸部,为沿锁骨中线向下的区域,包括锁骨上窝、上胸部、乳中部、前胸、肺肝(右侧)、侧腹部。调理地阴脉可以治疗后牙痛、腮腺炎、颌下肿痛、胸痛、胸闷、哮喘、手掌心痛、指端麻木、肝区痛、少腹痛、过敏性肠炎等症。

3. 奥嬷沐(仁阴脉) 仁阴脉为沿耳郭前缘、腮腺、腋前缘垂直向下的狭窄区域以及乳房近腋前缘部分。调理仁阴脉可以治疗高血压、胸痛、膝关节(内缘)痛等症。

4. 奥烫沐(仁阳脉) 仁阳脉,系自头顶经耳向下,至颈肩部沿斜方肌缘胸腹部,自腋窝至髂前上棘的头颈部、胸侧壁及腹侧部区域。调理仁阳脉可以治疗头顶痛、耳痛、耳鸣、耳聋、下颌关节功能紊乱、肩周炎、胸痛、膝关节痛、下肢麻木、趾关节痛等症。

5. 吭烫沐(地阳脉) 地阳脉为自颞后部颈后外侧靠斜方肌缘至肩胛冈上窝及肩胛中线垂直向下的区域,包括头颈后部、背和腰。调理地阳脉可以治

疗落枕、肩痛、肩周炎、上肢麻木、关节痛、踝关节扭伤等症。

6. 法烫沐（天阳脉）　天阳脉包括枕、颈后部、颈椎棘突至斜方肌缘、胸椎棘突至肩胛骨内缘，腰椎与骶正中嵴至尾骨两侧、肛门。调理天阳脉除了可以治疗天阴脉所治病症外，还可以治疗后头痛、急性腰扭伤、腰肌劳损、坐骨神经痛、腓肠肌痛、脚前痛等症。

第四节　黎医学病因病机论

一、发病

黎医认为，生病是在某种邪毒或风鬼等因素的作用下，机体的三元脏腑生理平衡遭到破坏，六道气脉受阻而导致的。造成人体生病的原因有两个方面：一是机体本身的三元脏腑功能失调和六道气脉受阻；二是各种致病因素对机体的损害和影响。了解疾病的生病原理，对于认识疾病和预防疾病有着重要的意义。

（一）正气不足是发病的内在因素

黎医学和中医学都很重视人体的正气，认为脏腑功能正常，气血充盈，卫外固密，正气旺盛，邪毒就难以侵入，疾病就无从而生，即所谓"正气存内，邪不可干"（《素问·刺法论》）。只有在人体正气相对虚弱，卫外不固，抗邪无力的情况下，邪毒方能乘虚而入，使人体阴阳失调，脏腑功能紊乱，从而导致疾病的发生。所以说，正气不足是疾病发生的内在因素。

（二）邪毒是发病的重要条件

黎医学和中医学虽然十分重视正气，强调正气在发病过程中的主导地位，但并非排除邪毒对疾病发生的重要作用。邪毒是生病的条件，没有邪毒的影响，疾病一般不会发生。邪毒在一定的情况下甚至能起主导作用。黎族人常年生活在热带雨林环境中，这里湿热、瘴、痧、蛊等邪毒盛行，人们容易接触到湿毒、瘴毒、痧毒、热毒、蛊毒、蛇毒等，即使人体正气强盛，也难免被伤害。又如某些疫疠之邪，对人体也有较大的危害，所以《黄帝内经》也指出要"避其毒气"，以防止传染病的发生和播散。

（三）正邪斗争的胜负决定发病与否

正邪斗争，是指正气与邪毒的斗争，这种斗争不仅关系着疾病的发生，而且影响着疾病的发展与变化。邪毒侵袭人体时,正气奋起抗邪,若正气强盛,抗邪有力,则邪毒难以入侵,或侵入后即被正气及时消除,不产生病理反应,也就是不会导致疾病的发生。如自然界中经常存在着各种各样的致病因素,但并不是所有接触的人都会发病,这就是正胜邪退的结果。在正邪斗争的过程中,若邪毒偏胜,正气相对不足,邪毒战胜正气,使脏腑阴阳气血失调、气机逆乱,便可导致疾病的发生。

生病以后,由于正气强弱的差异、邪毒性质的不同、感邪轻重的不同,以及邪毒入侵的部位不同,会产生不同的病症和虚实表现。正气强,邪正斗争剧烈,多表现为实证;正气虚弱,抗邪无力,则多表现为虚证或虚实错杂证。感受阳邪,易导致阳偏盛而伤阴,出现实热证;感受阴邪,易导致阴偏盛而伤阳的寒实证或寒湿证。邪轻则疾病多轻,邪重则疾病多重。邪毒侵犯人体的部位不同,其病症也有不同的表现。

（四）生病与内外环境的关系

疾病的发生与内、外环境也有着密切的关系。所谓外环境,主要是指生活、工作环境,包括气候变化、地理特点、环境卫生等;所谓内环境,主要是指人体本身的正气的强弱,正气的强弱则又与体质和精神状态有着密切的关系。

1. 气候因素　黎族聚居在热带海岛上,夏季日照时间长、气温较高、雨量充沛,冬天霜较少,具有夏湿冬干的特点。黎医认为夏季白昼骄阳灼人,暑、火、热、湿等邪毒易侵犯人体,黑夜阴霾犯袭人体,晨岚暮霭,则拂晓黄昏湿气重,故寒、热、风、湿、痧、疫之气过盛,正气低沉,邪气炽盛,交感为患。痧毒、瘴毒、蛊毒、热毒和疠毒致病,均与季节气候因素有关。如春天多风,常发风温病证;夏天气候炎热,则常发热病和暑病;秋天气候清肃,天气干燥,则常发燥病;冬天气候寒冷,则易外感寒邪。同样,疫病的发生与流行也与自然气候有密切的关系,特别是气候反常时容易邪气炽盛,如百日咳多流行于冬春季,细菌性痢疾、流行性乙型脑炎则多流行于夏秋季。

2. 地域因素　不同的地域环境,自然条件亦不同,也就会有不同的常见病和多发病。海岛沿海地区地势低洼、温热多雨,人们多食鱼而嗜咸,病多痈疡;中部山区瘴气多,瘴疾则成为这一地区特有的疾病。黎族聚居于热带海岛山区,山岚雾露盘郁结聚,不易疏泄,阳盛阴凝,蕴湿化热,挟痧带瘴,气候炎热,阴湿多雨,故很多疾病与湿毒有关。

3. 生活、工作环境　废气、废物多含有不利于人体健康的毒性物质。若工作、生活环境中有这些有害物质,则可使人发生急性或慢性中毒。如粉尘过多,也能影响人体的正常生理活动,导致多种病理变化;农药的广泛使用,也可使人体发生不同程度的中毒。蚊、蝇等也是疾病传播的媒介。所以周围环境卫生差,空气、水源、食物等受到污染,蚊、蝇等滋生,均可导致疾病的发生。另外,外伤、虫兽咬伤等外界环境的其他因素也可使人发病。

4. 内环境与发病　人体的内环境主要包括正气,而正气的强弱一般与体质和精神状态有关。正气是发病的内在根据,正气强弱不同,发病症状也有所差异。

(1) 体质与正气的关系:体质壮实,脏腑功能活动旺盛,精、气、血、水液等物质基础充足,其正气也就旺盛;体质虚弱,则脏腑功能减退,精、气、血、水液不足,其正气也不足。体质与先天禀赋、饮食调养、身体锻炼等因素有关。一般来说,先天禀赋充实的体质较壮实,禀赋不足者,体质较虚弱。后天饮食营养和体育锻炼也是决定体质的重要条件。合理的饮食和锻炼可增强体质,饮食不节、劳逸过度可致体质虚弱。

(2) 精神状态与正气的关系:精神状态易受情志因素影响。情志舒畅,则精神愉悦,气机调畅,气血调和,脏腑功能协调,气脉通畅,正气也就旺盛;若情志不畅,则精神抑郁,可使气机逆乱,阴阳气血失调,脏腑功能失常,气脉阻滞,正气也就衰弱。因此,平时只要注意调摄精神,保持安定清静,不贪欲妄想,使真气和顺、精神内守,就不易发生疾病。

总之,体质和精神状态影响着正气的强弱。体质壮实,情志舒畅,则正气充足,抗病力强,邪毒难以入侵,即使受邪,病邪也易被祛除,疾病不易发展;若体质虚弱,情志不畅,则正气衰弱,抗病力减退,邪毒就易于入侵而引起生病。

二、病因

(一) 哒嗫(邪毒)病因

1. 哒窝(瘴毒)　导致瘴病的邪气称为"哒窝",指南方山林之间由湿气热郁而产生的能导致瘴疟的毒气,人体如果感受哒窝(山岚秽气),就会突发疾病(如瘴疟)。

黎族人民世代居住在热带海岛上,山岚雾露盘郁结聚,不易疏泄,阳盛阴凝,蕴混化热,挟痧带瘴,常易猝发。一年四季均可发生,尤以夏秋为甚,病症重于一般疟疾。哒窝（瘴毒）现代已少见，但某些疾病，只要表现为瘴的特征，其发病之时以间歇性寒战发冷、高热、出汗为特征，仍可按瘴进行辨治，故黎医运用草药外洗熏蒸、内服兼施，施治层次井然有序。

2. 哒弄压（蛇痧毒）　哒弄压是多种疾病发展变化过程中反映在皮肤上的一种征象，以皮肤上出现红色丘疹，手指触摸皮肤稍有阻滞感，如触沙粒为特征，似临床常见之麻疹、风疹、猩红热等病。

哒弄压（蛇痧毒）致病的原因有内、外两个方面，外因多为感受夏暑之气，或食不洁之物，毒邪侵犯耙昂（脾）、波（胃）而致气机阻滞，气郁而不达，内阻波（胃），致内脏运化失常，升降失调，疏泄失职。内因多为过劳疲乏所致的正气不足。过劳包括劳力过度、劳神过度以及房劳过度三个方面。劳力过度则伤气，气少则胸闷、喘息、汗出；劳神过度则伤心、脾，故见纳呆、腹胀、呕吐、腹泻；房劳过度则伤肾，故见眩晕、耳鸣。内、外二因可相互影响，相互为病。痧病多为体弱气虚者，外感痧毒、热毒、暑毒等，或饮食不节，内伤谷道，发而为痧。痧病治疗不当，易变生他病，故民间黎医有"万病从痧起"之说。

3. 哑倍（蛊）　哑倍是指从古代传承下来的既神秘又令人恐怖的黑色巫术，它以有毒的动植物或其他媒介物来作祟，妄称将超自然力直接施放于人体或动物，能迷惑人体或动物的灵魂，引起被施放者心理或者生理上的变化。这种行为轻则使被施放者患病，危害被施放者健康，重则会致被施放者死亡。民间一般把蛊当作奇闻轶事或一种陋俗怪习来看待。蛊属于神秘文化的范畴，哑倍（蛊）是黎族的一种文化现象，有着深远历史。

黎族先民认为将许多虫蛇置于一个器皿中，并任其互相啖食，直到只剩下一只虫或一条蛇，这只虫或这条蛇就会成为"蛊"，再人为地将蛊制成细粉状，将该蛊粉撒于食物或其他器物里，便可使人中毒，称"哑倍"。可见，哑倍是一种毒物，系由各种动物躯体、植物药草、毒汁及一些不知名的矿物等混合而成。其本身含毒，如蝎子毒液和蜈蚣毒液等，这些毒素一旦侵入人体，即可使六道气脉受到伤害，三元脏腑平衡失调，从而出现中毒症状。

哑倍伤人，其症状复杂，变化不一，病情一般较重，亦可见一些危急病症，如急性血吸虫病、重症肝炎、肝硬化、重症菌痢，以及食物、药物、毒物中毒等。症见腹部胀大，如囊裹水，按之稍坚，皮色苍黄，脉络暴胀。

4. 哒吭（寒毒）　寒为冬季主气，在气温较低的冬季，或由于气温骤降，人体防寒保暖不够，则常易感受哒吭。此外，淋雨涉水或汗出受凉，也为感受哒吭的重要原因。哒吭致病有伤寒、中寒之分。哒吭伤于肌表,郁遏卫阳,称为"伤寒";哒吭直中于里,伤及脏腑阳气,则为"中寒"。

寒为阴毒,易伤阳气。哒吭常见病症有恶寒无汗,鼻塞流清涕;或脘腹冷痛,呕吐腹泻;或头身肢体关节疼痛,少腹或阴部冷痛;或无汗,关节屈伸不利,拘挛作痛。正气明显亏虚者可见精神萎靡、恶寒踡卧、手足厥冷等虚证。

5. 哒榜(湿毒) 黎医认为哒榜为主要的致病因素之一,这与黎族所处之地的地理气候有关。黎族聚居区地处热带海岛上,气候炎热,阴湿多雨,故很多疾病皆与湿毒有关。湿为长夏主气。所谓长夏,即农历六月,夏秋之交,此时暑热多雨,阳热下降,氤氲熏蒸,水气上腾,潮湿充斥,故为一年之中湿气最盛的季节。哒榜致病,也有内、外之分。外湿多由气候潮湿,或涉水淋雨、居处潮湿等外在湿毒侵入人体所致。内湿则是由于粑昂(脾)失于健运,水湿停聚所形成。外湿和内湿虽有不同,但在发病过程中又常相互影响。伤于外湿,哒榜困阻粑昂(脾),粑昂(脾)健运失职,则易湿浊内生;而粑昂(脾)阳气虚损,水湿不化,亦易招致外湿的侵袭。

湿性重浊,其性类水,故为阴毒。哒榜常见病症有胸脘满闷或腹部胀满,头重如裹,身体困重,四肢酸重,肌肤不仁,湿疹,大便溏泻,小便浑浊,妇女带下腥浊,下肢水肿,风湿,黄疸等。

6. 哒烫(热毒) 热毒为夏季的主气,乃火热所化。哒烫致病有明显的季节性,主要发生于夏至以后立秋以前。哒烫纯由外感,故古人无内暑之说。火热亦为阳盛所生,故火、热常可混称,火、热、温三者,同中有异。一是在热的程度上有差异,即热为温之渐,火为热之极;二是热与温多属于外邪,如风热、暑热、湿热、温热之类的邪毒,而火常由内生,如心火亢盛、肝火上炎等。火热为病也有内、外之分。属外感者,多是直接感受温热毒气的侵袭;属内生者,则常由脏腑阴阳气血失调,阳气亢盛而成。此外,感受风、寒、暑、湿、燥等各种邪毒,或遭受精神刺激,情志过极,在一定条件下都可以化热化火,即"哒烫"。

哒烫常见病症主要有高热、恶热、面赤或头痛,目赤肿痛、咽喉肿痛、耳疮、齿衄、唇口糜烂,或头晕、目眩、心烦失眠,甚则狂躁不安、神昏谵语,更甚者突然昏倒、不省人事,衄血、便血、尿血、皮肤发斑,妇女月经过多、崩漏,或疮疡痈肿,红肿热痛,或有发热,烦渴、尿赤便结等。

7. 哒柯(燥毒) 燥为秋季主气。因秋季天气干凉,收敛清肃,空气中缺乏水分,因而出现秋凉而劲急干燥的气候。哒柯外感发病,多从口鼻而入,侵犯肺卫。燥毒为病有温燥、凉燥之分。初秋有夏热之余气,燥与温热结合而侵犯人体,则多见温燥病证;深秋有近冬之寒气,燥与寒邪结合侵犯人体,故也见凉燥病证。燥性干涩,易耗水液。燥毒为干涩的病邪,故外感燥邪最易耗伤人体的水液,形成阴液亏虚的病变,表现出口鼻干燥、咽干口渴、皮肤干涩甚至皲裂、毛发不荣、小便短少、大便干结,干咳少痰或痰液胶黏难咯,或痰中带血,以及喘息胸痛等症。

8. 珑哒(疠毒) 珑哒是一种具有强烈传染性的病邪,不是单纯由气候变化异常所形成的致病因素,而是"天地之疠气",气候的过激变化是疠气生存、繁殖、传播的条件,而不是主要原因。

疠毒的形成,主要取决于疠气来势的强弱和人体正气的盛衰。若疠毒盛,毒力强,侵犯人体,触之即发;若正气强盛,邪不易入,或中之表浅,邪不胜正,未能猝发,需待其他因素;或正气被伤之时,邪毒乘虚袭入而发病。在邪毒侵入而疾病未发以前,称为疠毒的潜伏期。珑哒种类繁多,所致病证种类也很多,如暑燥疫、湿热疫、寒疫等,现代许多传染病都归属疫疠范畴。

(二)窝啶(风鬼)病因

黎族人崇拜自然,所居之地一年四季皆有风。黎医认为风鬼是由风毒而来的,是引起疾病的重要因素。风毒外袭多自皮毛腠理而入,从而产生风鬼病(即外风病),如发热、恶寒等。风鬼所导致的疾病有肝痛风鬼、夜啼风鬼、呃逆风鬼、肝胀风鬼、昏迷风鬼、发冷风鬼、迷魂风鬼等,此外还有寒风鬼、五路风鬼、虎口风鬼、内气风鬼、天气风鬼等风鬼病证。风为阳邪,其性开泄,易结于阳位。风鬼具有升发、向上、向外的特性,风性善行而数变。如风、寒、湿三气杂至引起的痹证,若见游走性关节疼痛,痛无定处,便属于风气偏盛的表现,故又称为行痹或风痹。以风鬼为先导的外感疾病,一般具有发病急、变化多、传变快的特征。窝啶常致的病症有风疹、腮腺炎等。

(三)内伤病因

1. 七情内伤 七情即喜、怒、忧、思、悲、恐、惊七种情志变化,属精神致病因素。七情是人体对客观事物的不同反映,一般不会使人生病,只有突然、强烈或持久的情志刺激,超过了正常生理活动范围,使人体气机紊乱、脏腑阴阳气血失调,才会导致疾病的发生。《素问·举痛论》中说:"怒则气上,喜则气缓,悲则气消,恐则气下……惊则气乱……思则气结。"情志所伤的临床症状,以叨(心)、昂(肝)、粑昂(脾)三脏的气血失调为多见。如思虑劳神过度,常损伤叨(心)、粑昂(脾),导致叨(心)、粑昂(脾)之气血两虚,出现神态异常和粑昂(脾)失于健运等症;郁怒伤昂(肝),怒则气上,血随气逆,可出现昂(肝)气郁引起的两胁胀痛、善太息等症;或气滞血瘀,出现胁痛,妇女痛经、闭经、癥瘕等症。此外,情志内伤还可以化火,即"五志化火"而致阴虚火旺等证,或导致湿、食、痰诸郁而为病。

2. **饮食、劳逸**　饮食、劳动和休息是人类生存和保持健康的必要条件。但饮食要有一定的节制,劳逸需要合理安排,否则会成为致病的因素而影响人体正常生理功能,使气机紊乱或正气损伤,产生疾病。

饮食失宜是指由于饮食失常、饮食不洁、饮食偏嗜等原因而导致疾病发生。食物靠粑昂(脾)、波(胃)消化,故饮食失宜主要是损伤粑昂(脾)、波(胃),导致粑昂(脾)、波(胃)升降失常,从而聚湿生痰、化热或变生他病。

饮食不洁可引起多种胃肠道疾病,出现腹痛、吐泻、痢疾等;或引起寄生虫病,如蛔虫、蛲虫、寸白虫等。

饮食偏嗜则可导致阴阳失调或某些营养缺乏而发生疾病。若饮食偏寒,如多食生冷寒凉,可损伤粑昂(脾)、波(胃)之阳气,导致寒湿内生,发生腹痛腹泻等症;若偏食辛燥之品,则可使胃肠积热,出现口渴腹满胀痛、便秘或痔疮等病症。

(四) 外伤病因

外伤病因包括金刃伤、枪弹伤、跌打损伤、持重努伤、烧烫伤、冻伤和虫兽伤等。金刃伤、枪弹伤、跌打损伤、持重努伤等外伤,轻则引起皮肤肌肉瘀血肿痛、出血或筋伤骨折、脱臼,重则损伤内脏,或出血过多引起昏迷、抽搐、亡阳虚脱等严重病变。

(五) 喃喝(痰饮)、哆吞(瘀血)病因

喃喝(痰饮)和哆吞(瘀血)是机体受某种致病因素作用后,在疾病过程中所形成的病理产物。这些病理产物形成后,又能直接或间接作用于人体某些脏腑组织,引发多种病症,故属于致病因素。

1. **喃喝(痰饮)**　喃喝分为痰和饮,都是水液代谢障碍所形成的病理产物,一般较稠浊者称为"痰",较清稀者称为"饮"。痰不仅是指咳吐出来的有形可见的痰液,还指"无形之痰",即瘰疬、痰核和停滞在三元脏腑六道气脉等组织中的看不见形质的痰液,临床上可通过症状来确定。

喃喝多由外感六淫,或饮食、七情内伤等,使肺、脾、肾及三元六道脏腑气化功能失常,水液代谢遭遇障碍以致水液停滞而成。痰饮形成后,饮多留积于肠胃、胸胁及肌肤,而痰则随气而行,内至脏腑,外达筋骨皮肉,形成多种病症,因此有"百病多由痰作祟"之说。

痰的病症特点是:痰滞在咽(肺),可见喘咳咯痰;痰阻于叨(心),可见胸闷心悸;痰迷心窍,则见神昏、痴呆;痰火扰心,则发为癫狂;痰停于波(胃),可见恶心呕吐、胃脘痞满;痰在关节筋骨,则可致瘰疬痰核、肢体麻木或半身不遂、阴疽流注等;痰浊上犯于头,可见眩晕、昏冒;痰气凝结于咽喉,可见咽中梗塞、吞之不下、吐之不出的梅核气。

饮的病症特点是:饮在肠间,则肠鸣沥沥有声;饮在胸胁,则胸胁胀满、咳唾引痛;饮在胸膈,则胸闷、咳喘、不能平卧,其形如肿;饮在肌肤,则见肌肤水肿、无汗、身体痛重。中医认识痰饮病症,除根据临床病症之特点外,还常结合舌象、脉象等全面综合分析,以进行判断。

2. 哆吞(瘀血) 哆吞是指体内有血液停滞,包括离经之血积存体内和因血运不畅而阻滞于经脉及脏腑内的血液。瘀血是疾病发生发展过程中形成的病理产物,又是某些疾病的致病因素。

哆吞的形成主要有两个方面的原因:一是气虚、气滞、血寒、血热等原因,使血行不畅而凝滞。气为血帅,气虚或气滞则不能推动血液的正常运行;或寒邪客于六道,使六道收缩拘急,血液凝滞不畅;或热入营血,血热互结等,均可形成瘀血。二是由于内外伤、气虚失摄或血热妄行等原因,造成血离气脉,积存于体内而形成瘀血。

瘀血的病症特点因瘀阻的部位和形成瘀血的原因不同而异。如瘀阻于叨(心),可见心悸、胸闷、心痛、口唇指甲青紫;瘀阻于咽(肺),可见胸痛、咯血;瘀阻于六道气脉,可见呕血、便血;瘀阻于昂(肝),可见胁痛痞块;瘀血上攻叨(心),可致发狂;瘀阻于挖(子宫),可见少腹疼痛、月经不调、痛经、闭经、经色紫暗成块或崩漏;瘀阻于肢体末端,可成脱骨疽;瘀阻于肢体肌肤局部,则可见局部肿痛青紫。瘀血的病症虽然繁多,但其临床表现有以下几个共同特点:首先是疼痛,其痛属刺痛者为多,痛处固定不移,拒按,夜间痛甚。其次是肿块,外伤肌肤局部可见青紫肿块;瘀积于体内,久聚不散则可形成瘀块,按之有块,固定不移。再者是出血,其血色多为紫暗色,并伴有瘀块。在望诊方面,久瘀可见面色黧黑、肌肤甲错、唇甲青紫、舌质暗紫或有瘀点瘀斑、舌下脉络曲张等征象,脉象多见细涩沉弦或结代等。

三、病机

所谓病机,即疾病发生、发展与变化的机制,也称为"病理机制"。疾病是多种多样的,病机也是非常复杂的。不同的疾病有其各自的病理变化,但在许多不同的致病因素引起的千差万别的疾病的病理变化中,也存在着共同的一般性的规律。要研究并掌握这些一般性的规律,从而更有效地指导疾病的辨证与治疗。所以,既要掌握三元脏腑、六道气脉、气血水液各自发病的病理特点,更要掌握决定疾病发生、发展的一般性病变规律;既要注意病变局部与整体的联系,又要注意疾病的发展和传变;既要看到病变的一般规律,又要注意每种疾病发展与变化的特殊情况,从整体联系和运动变化的观点来认识疾病的发展过程。

（一）哒嘚窝啶（邪毒风鬼）损阳气

黎医学认为,哒嘚窝啶（邪毒风鬼）是危害机体健康、导致疾病的重要病因。如前所述,广义的哒嘚窝啶（邪毒风鬼）是一切致病因素的总称,狭义的哒嘚窝啶（邪毒风鬼）是对机体产生毒性作用的一类致病物质的总称。哒嘚窝啶（邪毒风鬼）种类繁多,但致病机制大都相似。有的损伤皮肉,有的危害三元脏腑和六道气脉功能。有的毒性剧烈,感受后立即发病,甚至导致死亡,有的毒性比较缓和,缓慢发作。哒嘚窝啶（邪毒风鬼）之所以致病,主要是因为它损害人体阳气,危及脏腑功能或损伤形体。由于各种哒嘚窝啶（邪毒风鬼）的性质不同,在临床上也会表现出各种不同的典型症状和体征。

（二）法奥吭（天仁地）失调

黎医认为,人体法奥吭（天仁地）三元脏腑之气平衡运行,制约生化,处于运动变化之中,人也要适应大自然的变化,若不能适应即会生病。法奥吭（天仁地）三元脏腑失调是很多病理变化的根源。如哒嘚窝啶（邪毒风鬼）等致病因素会导致法奥吭（天仁地）三元脏腑失调,使天气该降不降,地气该升不升。人体三元脏腑不和,是导致疾病的重要病机。

（三）蹬挡喹沐（六道气脉）受阻

黎医认为六道气脉通畅，调节有度，人体之气就能与天地之气的变化保持协调平衡，从而维持健康状态。如果在各种病因的作用下，六道气脉阻塞，或调节功能失常，就会成为导致疾病的病机。

（四）阴阳失调

阴阳失调，是指阴阳消长失去平衡协调，即机体在疾病的发生、发展过程中，由于各种致病因素的影响，阴阳消长失去相对的平衡稳定，从而形成阴阳偏盛、偏衰，或阳不制阴、阴不制阳的病理状态。阴阳失调既是脏腑、六道气脉等相互关系的失调，以及表里出入、上下升降等气机失常的概括，又是疾病发生、发展的内在根据。阴阳失调的病理变化极为复杂，主要表现在以下几个方面。

1. 阴阳偏盛　病邪的性质不同，其导致的疾病的病理变化也不同。阳邪侵入人体，或感受阴邪而从阳化热，或情志内伤郁而化火等，均可导致阳气偏盛，功能亢奋，产生实热病证；而感受阴邪、寒邪，或过食生冷，阴寒之邪偏盛，遏制人体阳气，或素体正虚，致使寒湿内聚，都可导致阴寒内盛的病证。前者临床可见壮热、烦躁、面赤、便干、苔黄、脉洪大等"阳胜则热"的表现；后者临床可见恶寒战栗、腹痛喜温、苔白、脉沉迟等"阴胜则寒"的表现。阴阳是相互制约、相互消长的，阴盛必伤阳，阳盛必损阴，所以阳盛常导致阴虚，阴盛常伴随着阳虚。

2. 阴阳偏衰　"精气夺则虚"，这里所说的"精气夺"，实质上包括了机体的精、气、血、津液等物质基础的不足及其生理功能的减退，同时也包括了三元脏腑、六道气脉等生理功能的衰退和失调。由于它们有阴阳属性的不同，所以当某种病因导致阴或阳其中之一不足时，则必然不能制约对方而引起对方的相对亢盛，从而形成阳虚则阴盛，阴虚则阳亢的病理变化，表现为"阳虚则外寒，阴虚则内热"的病理反应。阳偏衰，即阳虚。先天禀赋不足，或后天饮食失养和劳逸内伤，或久病损伤阳气，多导致机体阳气虚损，功能减退或衰弱，热量不足的病理状态。临床可见畏寒肢冷、舌淡、脉迟等寒象和喜静蜷卧、小便清长、下利清谷等虚象。所以，阳虚则寒与阴盛则寒，不仅在病机上有区别，临床表现方面也有不同。前者是虚而有寒，后者是以寒为主，虚象不明显。阳虚病变可发生于各脏腑，但以粑昂（脾）、呱铥（肾）之阳虚，特别是呱铥（肾）之阳虚最为常见。阴偏衰,即阴虚。阳邪伤阴,或五志过极化火伤阴,或久病耗伤阴液,多导致机体精、血、水液等物质亏耗,以及阴不制阳,阳相对亢盛,功能虚性亢奋的病理状态。临床可见五心烦热、骨蒸潮热、盗汗、消瘦、咽干口燥、舌红少苔、脉细数无力等虚热征象。

阴虚则热与阳胜则热的病机不同,其表现也有所区别:前者是虚而有热,后者是以热为主,虚象并不明显。阴虚病变可见于各脏腑,但主要发生于咽(肺)、昂(肝)、呕铔(肾)三脏,其中尤以呕铔(肾)之阴虚最为常见。

3. 阴阳互损　阴阳互损是指在阴或阳任何一方虚损的前提下,病变发展影响到相对的另一方,形成阴阳两虚的病机。在阴虚的基础上,继而导致阳虚,称为阴损及阳;在阳虚的基础上,继而导致阴虚,称为阳损及阴。呕铔(肾)藏精气,内寓真阴真阳,为全身阴液、阳气之根本,因此,无论阴虚或阳虚,都是在损及呕铔(肾)脏之阴阳及呕铔(肾)本身阴阳失调的情况下,才易发生阳损及阴或阴损及阳这种阴阳互损的病理变化。发生阴阳互损的病理基础,在于阴阳生理关系的互根互用。

4. 阴阳格拒　阴阳格拒是阴阳失调中比较特殊的一类病机,包括阴盛格阳和阳盛格阴两类。阴阳相互格拒是由于某些原因,引起阴或阳的一方偏盛至极,并壅遏于内,将另一方排斥格拒于外,迫使阴阳之间不相维系,而出现真寒假热(阴盛格阳)或真热假寒(阳盛格阴)等复杂的病理现象。如阴寒内盛,格阳于外,可在寒象的基础之上,见到面部嫩红、虚烦、口渴不欲饮、脉大无力等假热之象;邪热内盛,格阴于外,可在热象的基础之上,见到四肢厥冷、面色苍白、脉象沉伏等假寒现象。

5. 阴阳亡失　阴阳亡失包括亡阴和亡阳两类,是指机体的阴液或阳气突然大量丢失,导致生命垂危的一种病理状态。

亡阳,一般多由邪气亢盛,正不胜邪,阳气突然脱失所致;也可由于素体阳虚,正气不足,疲劳过度等多种原因,或过用汗、吐、下法,导致水液损失过多,阳随阴泄,阳气外脱所致。慢性消耗性疾病的亡阳,多由于阳气严重耗散,虚阳外越所致。亡阳多见大汗淋漓而清稀、肌肤手足逆冷、蜷卧、神疲少气、脉微欲绝等危重证候。

亡阴,一般多由邪热炽盛,或邪热久留,大量煎熬阴液所致;也可由于其他因素导致阴液大量耗损而亡阴。亡阴时多见喘渴烦躁、手足温热、出汗黏稠如油、目眶深陷、脉细数无力等症状。

亡阴和亡阳,在病机和临床征象等方面虽然有所不同,但阴亡则阳无所依附而散越,阳亡则阴无以化生而耗竭。故亡阴可以迅速导致亡阳,亡阳也可继而出现亡阴,最终导致"阴阳离决,精气乃绝",生命活动告终而死亡。

综上所述,阴阳失调的病机,是以阴阳的属性和关系来阐释、分析、综合机体一切病理现象的。因此,在阴阳偏盛和偏衰、亡阴和亡阳之间,都存在着内在的密切联系。也就是说,阴阳失调的各种病机,并不是固定不变的,而是随着病情的进退和邪正的盛衰等情况的变化而变化的。

(五)喹哆(气血)失常

喹哆(气血)失常包括气和血的不足、功能失常、运行异常以及气和血互根互用关系的失常等病理变化。

1. 喹(气)的失常 喹(气)的失常主要包括气的不足、功能减退和运动失常等,主要表现有气虚、气滞、气逆、气陷、气闭和气脱等病理变化。

(1)喹堆(气虚):喹堆(气虚)系指元气耗损、脏腑功能失调或衰退、机体抗病能力下降等病理状态。产生气虚的主要原因有先天禀赋不足或后天失养;或脾、肺、肾的功能失调而致气的生成不足;或劳倦内伤、久病不复,使元气受损。临床表现为精神不振、倦怠、四肢无力、自汗、易于感冒等。由于气与血、水液的关系极为密切,因而在气虚的情况下,必然会影响血和水液,导致血和水液的生成不足、运行失常,从而引起血和水液的多种病变。

(2)气机失调:喹(气)的外在表现是人体的生理功能和整个生命的活动。如人降生,开始会哭、会呼吸,就是气的作用。《难经·八难》说:"故气者,人之根本也。"人没有气,就会死亡。黎医以气之有无来判断人是否死亡:有气,说明人有生命;没有气,就是人已死亡。呼吸一旦停止,生命即告结束。脏腑组织只有在气的推动之下,才能正常进行物质能量的代谢、饮食营养物质的化生。机体内的营养物质的消化、吸收、运输、同化、异化及废物的排泄等全部过程均是依靠喹(气)的作用而进行的。气的运行失常称气机失调,是指气的升降出入失常。临床常见气滞、气逆、气陷、气闭和气脱等病理改变。

气滞,即气机流通不畅、郁滞不通的病理状态。情志内郁,或痰、湿、食、瘀等阻滞,影响气的流通,形成局部或全身的气机不畅,从而导致某些脏腑、六道气脉的功能障碍。气滞于某一局部,则气血运行受阻,出现胀满、疼痛,甚则引起血瘀、水停,从而形成瘀血、痰饮等病理产物。气机郁滞不畅,六道气脉阻滞,又可使某些脏腑功能失调,出现一系列脏腑功能障碍的病变。

　　气逆,指气上升太过,或应降反升的病理状态。气逆主要表现为气机升降失常,脏腑之气逆于上的病理变化。气逆多由情志内伤、饮食寒温不适、痰浊壅阻等所致。气逆最常见于咽(肺)、波(胃)和昂(肝)等脏腑。咽(肺)之气上逆而失降,则发为咳逆上气;波(胃)之气上逆,则见恶心、呕吐、嗳气、呃逆等症;昂(肝)之气上逆,则头痛头胀、面红目赤、急躁易怒,甚则血随气逆,或咯血吐血,或壅遏清窍而致昏厥。一般而言,气逆多为实证,但也有因虚而当降不降,其气上逆者。如咽(肺)亏虚失于肃降或呕铔(肾)不能纳气,都可致咽(肺)之气上逆;波(胃)亏虚失于和降,也能导致波(胃)之气上逆。

　　气陷,即气虚无力升举而陷于下。气陷多由气虚病变,特别是粑昂(脾)气虚发展而来。如素体虚弱,或因病久耗伤,粑昂(脾)气虚损、不足,清阳不升,中气因之下陷,可在粑昂(脾)气虚的基础上产生胃下垂、肾下垂、子宫脱垂、脱肛等疾病,或见腰腹胀满重坠,便意频频或失禁等症。此外,大惊猝恐也可使气机紊乱而气陷于下,出现呕铔(肾)失于封藏的病症,如尿失禁、遗精等。

　　气闭,多指由于浊邪外阻或气郁过极,气的外出严重受阻,以致清窍为之阻塞,出现昏厥的一种病理状态。如感受秽浊不洁之气所致的闭厥,外感热病所致的热厥,突然遭受巨大精神刺激所致的气厥,因剧烈的疼痛而导致的痛厥,等等。其病机都是各种原因导致气的外出受阻,因而气闭不畅。气闭的临床表现多为四肢厥逆、昏迷不省人事、口噤不开、双手握固等。

　　气脱,多指由于正不胜邪,正气骤伤,或正气持续衰弱,以致气不内守而外散脱失,或因大出血、大汗等气随血脱或气随汗泄而致脱失,从而出现机体功能突然衰竭的病理状态。气脱实际上是各种虚脱病证的主要病机。气脱的常见临床表现有面色苍白、汗出不止、目闭口开、全身软瘫、手撒、二便失禁、脉微欲绝等。

　　2. 哆(血)的失常　哆(血)的失常,包括血虚、血瘀、血热和出血等。血虚和血热是指血液的质量失常,血瘀和出血是指血液的运行失常,而质量和运行失常之间又有着内在的联系。

　　(1)哆堆(血虚):是指血液量的不足和质的低下,导致脏腑、形体、官窍失养的病理状态。产生血虚的原因主要是血的生化不足或耗伤太过。如失血过多,新血不能及时补充;或粑昂(脾)虚弱,饮食摄取不足,以及化生血液的功能减退;或久病不愈,慢性消耗等因素而使营血暗耗等。临床可见面色不华、唇甲舌色淡、头晕目眩、心悸怔忡、手足麻木、关节屈伸不利、月经量少或闭经等症状。

(2)哆吞(血瘀):是指血液运行迟缓不畅,甚或瘀结停滞的病理状态。血瘀的发生多由气机郁滞而血行受阻,或气虚无力行血,或瘀血、痰浊阻于气脉,或寒邪凝滞血脉,或热邪煎灼血液而致。瘀血是病因,瘀血形成之后,又可阻滞气脉,成为血瘀的一种原因。而血瘀是多种因素形成的病理状态,二者是有区别的。血瘀的临床表现为疼痛如刺,痛有定处,得寒、温而不减;面色黧黑,肌肤甲错,唇舌紫暗或见瘀点、瘀斑等;血瘀之甚,则结为体内的肿块。

(3)哆烫(血热):指血分有热,多由邪热入血所致。外感温热之邪、外感寒邪入里化热伤及血分、情志郁结化火而伤及血分等,都可导致哆烫。血得热则行,故热入血分而血热互结,导致血行加速,甚则灼伤脉络,迫血妄行。临床多见身热(入夜尤甚)、口干不欲饮、烦躁或发狂、鼻衄、吐血、尿血、月经提前而量多、舌质红绛、脉细数等。此外,血热也可煎灼血中阴液,甚则形成血瘀。

(4)出血:即血液溢于脉外。出血多由血热灼伤脉络,血液妄行于外,或气虚失于统摄,或气逆而血随气壅,或负重、努责等损伤脉络所致。临床表现为各脏腑器官及六道气脉的各种出血现象。出血之甚,则气随血脱,可致死亡。

总之,喹(气)属于阳,哆(血)属于阴,二者之间的关系犹如阴阳相随,相互依存,相互为用。喹(气)对于哆(血)具有推动、温煦、化生、统摄的作用,哆(血)对于喹(气)则有濡养和运载等作用,故喹(气)的虚弱和升降出入异常,必然影响及哆(血)。如气能生血,气虚则血的生化不足,血必因之而虚少;气能行血,气虚则推动血液的功能减弱,血必因之而凝滞;气能摄血,气虚而统摄功能减弱,则血必因之而溢于脉外;气机逆乱,则血必随之上逆或下陷,甚则上为吐衄,下为便血、尿血或崩漏。同样,在血虚或血运失常时,也必影响及气。如血能养气,血虚则气也随之衰少;血有形,血瘀则气的运行也受阻;血能载气,血脱则气无所依而随之脱逸。喹哆(气血)互根互用的关系失常,临床常见的类型有气血两虚、气滞血瘀、气不摄血、气随血脱以及气血不荣筋脉等类型。

(六)喃瓮(水液)失常

喃瓮(水液)代谢失常是指水液的生成、输布和排泄发生紊乱和障碍,临床表现为水液不足、水液输布与排泄障碍、水液与气血的关系失常等。

1. 水液不足 是指水液在数量上的亏少,进而导致脏腑、形体、官窍失于濡润、滋养,从而产生一系列干燥枯涩的病理状态。其形成机制主要有以下三方面：一是摄水不足，水液来源减少；二是燥热之邪、五志之火等耗伤水液；三是汗、吐、下导致水液丢失过多。喃瓮（水液），中医分为津和液。津和液在性状、分布、生理功能等方面均有所不同，因此，其病机及临床表现也存在着一定的差异。中医认为津较清稀，流动性较大，内则充盈血脉、润泽脏腑，外则濡润皮毛和孔窍，故津易于耗散，也易于补充。如炎夏而多汗，因高热而口渴引饮，因气候干燥而引起的口、鼻、皮肤干燥，大吐、大泄、多尿时所出现的目陷、皮肤干瘪，甚则转筋，等等，均属于伤津为主的临床表现。液较稠厚，流动性较小，功能以濡养脏腑，充养骨髓、脑髓、脊髓，滑利关节为主，一般不易损耗，一旦亏损也不易迅速补充。如热病后期或久病伤阴而引起的舌光红无苔、唇舌干燥而不欲饮水、肌肤毛发枯槁、手足震颤蠕动等症，均属于阴液枯涸之征。

津和液的亏损，虽然在病机和临床表现方面有所区别，但津、液本为一体，在发病的病机上也互有影响。一般来说，伤津不一定兼有液亏，而液亏时必兼有伤津。由于津液生理上同源，均属机体内的正常水液，故病理上多相互影响，所以在临床上常常把二者的不足统称为水液亏损。

2. 水液输布与排泄障碍　水液的输布障碍是指水液得不到正常的输布，导致水液在体内滞留。各种原因影响到咽（肺）的宣发和肃降、耙昂（脾）的运化和散精、昂（肝）的疏泄条达、六道气脉的调节和呕铚（肾）的气化等，都可导致水液的输布障碍，进而形成水湿、痰饮等病理产物。如咽（肺）失宣发和肃降，则痰饮壅滞于咽（肺）；耙昂（脾）失于健运，则生湿酿痰；昂（肝）失于疏泄，气滞而致水液停留，则聚痰积水；六道气脉运行调节不利，则水液环流不畅，排泄受阻，使水饮内停。其中，耙昂（脾）的运化功能障碍，是导致水液输布障碍的主要原因。

水液的排泄障碍，主要是指使水液转变为汗液和尿液的功能减退，导致水液潴留而形成水肿。水液化为汗液，主要是咽（肺）的宣发功能；水液化为尿液，则主要是呕铚（肾）的气化功能。咽（肺）和呕铚（肾）的功能减弱，都可引起水液潴留，发为水肿。应当指出，水液的输布和排泄障碍，二者虽然有别，但也常相互影响或互为因果。

3. 水液与气血的关系失常　水液的生成、输布和排泄，有赖于脏腑的气化和气的升降出入，而气的循行要以水液为载体，方能通达上下内外，遍布全身。水液的充足是保持血脉充盈、运行通畅的条件。因此，当水液失常时，就会导致气血的异常。如水液代谢障碍和水湿痰饮停滞，可导致气机的阻滞，形成水停气阻之证。当痰饮阻于咽（肺），咽（肺）失宣降，则胸满喘咳；水气凌心，心阳被抑，心气不畅，则心痛、心悸；湿浊阻滞中焦，耙昂（脾）、波（胃）之气受阻，则清阳不升而头胀困倦，浊气不降而脘腹胀满；水饮停于肌肤四肢，则六道气脉受阻，可见肢体沉重胀痛等症。当水液丢失太多，则气失其依附而随水液之外泄暴脱亡失，形成气随水脱的危急之症。如大汗、剧吐、暴泻而水液丢失太过，可见四肢厥逆、乏力短气、脉微欲绝，甚或不省人事等症。水液亏损还可导致血的枯燥或血瘀，临床表现为水液不足与血热、血虚并见的水枯血瘀之证。

第三章
疾 病 诊 断

黎族医学是一门实践性较强的医学，它注重社会属性和自然规律，把疾病的诊疗与人的生命系统机制相结合，以局部点的变化来窥测内脏器官的病变。它诊断疾病依据黎医阴阳理论、三元脏腑、六道气脉以及病因病机理论，诊断方式是医者运用自己的五个感觉器官(眼、鼻、耳、舌、手)通过五种感受(开、声、色、触、味)来观察患者的五种主要感觉器官[眼、耳、舌(唇)、腹(脐)、四肢(甲)]变化，获取患者的五种气味(痰、吐、泻、尿、汗)，作为参照标本，仔细观察人体表面变化，运用生物信息原理来推断人体内脏是否患病及患病的部位和程度，整个过程是以察、问、闻、触、悟这五种方式进行，其中察、问最重要。以面部察诊、目诊、耳诊、舌诊、腹(脐诊)、甲诊、手诊、指诊等较为常用，诊察原则是内外、上下、前后结合，全面诊察，审因辨证，然后综合分析，突出重点，诊疗结合，专症专方或一症多方。因而诊断准确性高，治疗效果好，同时又对某些疾病进行预测，这种理论知识靠的是言传身教与经验积累总结。黎族运用这五种方式，都是以单数五五为基础，互相参照，最后得出诊断结果，把这种具有民族特色的诊断理论命名为"五五互参"诊断理论。

黎族人民几千年来，在生产、生活，与恶劣环境、凶猛野兽做斗争中，借鉴外来医学，不断总结疾病的诊断经验，他们的诊断方式和中医学相通相融，但更具其独特性。黎医对疾病的诊断方式主要有眼看、口问、耳听、手摸及感悟五种方式，近似于中医的望、闻、问、切。其实，古老的黎医没有中医的切脉，手摸脉指的是手摸额部太阳穴、颈侧和小儿腹股沟青筋(血管)的搏动；感悟是指结合症状，综合分析，断定病情。主要的方式有以下几个方面。

第一节 察 诊

察诊,医者观察患者全身和局部情况,如神态、气色、形态、二便、痰及其分泌物等,以获得疾病有关资料,作为分析脏器病变的依据,相当于中医的望诊。

一、看神

"神"指的是精神,是意识活动和人体生命活动的外在表现,通过神志状况、面目表现、语言气息、肢体活动是否灵敏、动作是否协调等,来判断机体气血盛衰和疾病的轻重。如患者神志清晰,两眼灵活,明亮有神,语言清楚,声音洪亮,反应灵敏,动作矫健,黎医称为"侃呀","侃呀"是有神、好的意思;患者精神萎靡,目光晦暗,反应迟钝,语言无力,答非所问,声音低微,黎医称为"虔兑"。"虔兑"是失神的意思,多见于重病及慢性病。久病危重病患者,突然有好转表现:言语不休,声音响亮,两颧泛红或大口进食,甚至坐起来,下地行走等,黎医把这种征象称为"唛",为假的、暂时的意思,是即将绝前的一种假象,俗语称"回光返照"或"残灯复明",预示病情迅速恶化。

二、看形

看形指的是外形,包括体质、体重、面容、状态、四肢活动等。如黎族认为肥胖就是病,他们的口头禅是:裤带越长,寿命越短。现代医学证明:肥胖的人易患高血压、冠心病、糖尿病等慢性疾病。又如黎医认为,脸细长、下巴瘦而窄、两眼瞳孔间隔较近,此类人易患痨症;而脸长并窄、两眼瞳孔间隔较宽,易患肾病。再如黎医认为,体重减轻,排尿增多,口渴不适,提示口渴症(糖尿病);消瘦伴有盗汗,五心烦热,女性出现月经紊乱,提示痨症。

三、看色

色,指的是人体面部气色,泛指皮肤黏膜(唇)。黎医认为,体内发生病变必然会反映到体表,面部气色就是这种反应的重要表现之一。正常人的面色微黄,略带红润,稍有光泽,丰满有弹性,为常色;病变后面部色泽、弹性等都会发生改变,为病色。

四、看气

气指的是呼吸,看气是观察患者通气是否自然通畅,呼吸幅度长短、频率快慢、深浅程度以及通气的形势及姿态。是诊断肺心脏器疾病的重要依据,通气自然、畅顺,为常气;通气不畅、快慢深浅不一,为病气;停止呼吸,为断气,断气是黎医判断死亡的标准。诊断时,注意观察通气情况,可并双手放在患者背部来感觉通气的强度,有时让患者对着盛满水的碗呼气,来观察患者的通气情况(肺活量)。通气频率快为热证,频率慢常见于肺心(根)病、慢性疾病,或外伤胸部骨折、颅脑损伤,点头通气多为老年慢性支气管风、肺心(根)病,张口通气见于肺根(心)病、临终患者。

五、看青筋(静脉血管)

看青筋,黎医指的是察看动脉血管。一般察看太阳穴、舌根、颈、腹部等血管的变化,作为诊断疾病的依据。如头额青筋明显,提示心力交瘁,压力大;青筋凸出,可能是脑动脉硬化,易中风;眼袋有青筋,提示肾虚,有妇科病(月经不调、带下病);舌下青筋明显,提示心脏疾病;舌下青筋凸起,可能是冠心病;舌边有瘀斑,可能是心肌梗死;鼻梁青筋明显,提示肠胃积滞、消化不良、胃痛;腹部见青筋,可能是肝病、慢性寄生虫病;小腿青筋怒张、弯曲,表示下肢静脉曲张。

六、看二便

黎医认为人体大便色和质的改变与疾病有着密切的关系。健康人的大便呈棕黄色,这是食物在消化和吸收过程中的必然结果。由于从食物入口到大便排出,需要许多脏器的参与,脏器的病变可使大便发生改变,仔细观察大便的色与质,可以了解体内诸多器官的病变,尤其是消化道的功能。如大便次数增多,呈稀水样或鸡蛋汤样,或有黏液及泡沫,有腥臭味,提示腹泻病;大便含有泡沫,见于小肠炎;大便呈果酱样,提示肠套叠;大便呈黄水样,可能肠坏死发生;大便呈绿色稀水样,常见于小儿菌痢;大便为黑色柏油样,提示有胃出血;大便为鲜红色,多是肛裂、血痔出血等;大便为白陶土样,提示内脏器官损伤;大便次数减少、排便费劲、粪便干硬,甚至表面带血,提示便秘,易患痔疮。

尿的生成与排出,要依靠多个脏器的参与。因此,尿的颜色、味道及量的改变不仅可反映泌尿系统本身的疾病,而且几乎全部的人体异常都可使尿液有所变化。如米汤尿(尿白如米汤),是丝虫病的主要症状之一;蓝色尿,可见于恶性病(霍乱、斑疹伤寒);浓茶尿(尿黄如浓茶),提示肝脏或胆囊有病变;酱油尿(尿黑如酱油)多见于恶性"冷热病";无色尿,提示患有口渴症或多尿症(糖尿病或尿崩症);红色尿(血尿),多见于急性肾病、结石等,剧烈运动后也会引起血尿;脓性尿,多见于淋病(伴有不洁性交史);多尿,除平时饮水过多外,常见的有口渴症(糖尿病、尿崩症)等。

第二节 闻 诊

闻诊是医者运用嗅觉器官,对患者的开声、分泌物、排泄物等进行辨别,得出诊断依据。黎医认为人体内脏的病变都会通过各种途径把信息反馈出来,如肝、肺、胃的病变信息可以从开声及口气中获取;肾脏的病变信息可从尿中获取;胃肠道的病变信息可从呕吐物、排泄物中获取;诊断时注意气味的种类、程度。身上散发出烂苹果味,多为口渴症(重症糖尿病);氨气味,表示肾病;烤面包味,多为伤寒;生肉味,为黄热病;烫鸡味,可能患有麻疹。

第三节 舌 尝

舌尝是医者用品尝的方式及询问患者口感变化来判断疾病。品尝物主要有患者分泌的汗、泪及排泄的尿液;品尝时注意酸碱、咸淡程度及甜度。如品尝汗液咸、淡程度,"咸"表示机体旺盛、亢奋,"淡"表示体弱气虚;尿液品尝往往取新鲜尿液一小滴滴在甲面上,观察尿液的颜色变化,再尝试,或加温后再品尝,如有一定的甜度可诊断为"口渴症"(糖尿病)。黎医从患者口感变化,分析判断疾病。正常人的口感是清淡无味的,但要注意正常人进食某些食物后会改变口感,需与患者病变区别。

苦,多见于胆囊炎、胆道蛔虫症或某些癌症患者。甜,提示可能患有口渴症(糖尿病)。酸,提示胃炎。咸,多见于慢性咽炎、口腔溃疡或肾病。淡,见于久病患者或慢性病患者。辣,多见于头风症或鬼神病(高血压或神经症)。臭,多见于牙周炎、口腔溃疡、龋齿或咽喉部、鼻腔有病症或病灶。如汗液有腥臭味,可能有肝硬化,腋下臭汗为狐臭;婴儿大汗且无味,提示佝偻病,牛尿味为先天性肾病。

痰,健康人如果痰量少,随口而出,颜色清而透明,表明肺、气管、支气管、咽喉部正常无病。但当这些器官发生病变时,痰液的量、颜色、稠度、气味等就会发生变化,用肉眼仔细观察痰液变化,可辨别疾病。如白色痰,可见于咽喉风或气管风(咽喉炎、气管炎);黄色痰,表示呼吸道有感染;铁锈色痰,见于肺脓疡、支气管扩张或肺结核空洞、肺癌顺期;黏液性痰,多见于上呼吸道感染;血性痰,痰中带鲜红血丝,多见于痨症;长期痰中带血,伴有胸痛、乏力、消瘦,可能患有肺噢呀(肺癌);清晨起床后第一口痰中带血丝,可能患有鼻噢呀(鼻咽癌)。

第四节 问诊(耳闻)

主要是听取患者或患者家属对病情的陈述,如起居、饮食、生活习惯、婚姻、月事、二便、既往病情、不良陋习(嗜烟酒、槟榔等)以及发病时间、疼痛的部位、轻重、大小和发病的过程。同时,也听取患者开声情况、声音的洪亮程度、声带是否嘶哑变调;呼吸道疾病(支气管、肺部炎症)可听取咳嗽的频率、声音的变化(鸟鸣样、猫叫样、犬叫样、金属撞击声等),如咳嗽声音响亮、尖锐,无痰,多为早期气管炎、支气管炎或有喉炎;声音低沉、浑浊,多为肺炎或后期支气管炎;修磨声音如金属撞击音,可能为肺结核。犬叫样咳嗽见于纵隔肿瘤、主动脉瘤,干咳见于呼吸气道病变、非典型猫喘或过敏性气管炎;有空洞,咳嗽伴剧烈胸痛者,多为肺癌晚期。

第五节 手 摸

黎医在诊断时,对医者要求做到眼看、嘴到、耳听、手摸。手摸是诊断疾病过程中关键的一步,手摸主要摸患者疼痛的部位、程度、疼痛方式,肿块的大小、界限、移动度以及局部病灶的皮温、肌肉弹性等。

手摸一般遵循由外到内、由轻到重、由上至下的原则。头部主要摸太阳穴脉;颈部有无包块、颈动脉的搏动;腹部有无膨胀、硬块以及四肢的活动情况,如跌打损伤、骨折等。视病情除手摸外,还可用捏、压、挤、扭、挝、刮、敲、刺等方法。手摸相当于西医学中的"触诊",但有别于中医的"切诊",古老的黎医没有中医切脉的做法,仅通过摸太阳穴、颈、腹股沟动脉的搏动来了解病情。如动脉的搏动快而有力,可能患有热症;皮肤通红,有热感多为痈、脓疱、丹毒、急性蜂窝组织炎;局部皮肤冰冷,可能为脉管炎或肢体动脉栓塞;皮肤松弛、弹性降低,多见于严重脱水或慢性消耗性疾病;幼儿皮肤萎缩,伴有毛细血管扩张,可能是干皮症;皮肤弹性增强,且坚硬呈皮革样,提示为硬皮病;肢体水肿,按之凹陷,多为肾病、营养不良、骨膜炎、孕妇水肿、心根病、口渴症等。

人体脏器的病变大多从腹部体现出来,正常人腹部平软,无包块压痛。如腹皮薄,表明体质虚弱;皮肤松弛,弹性消失,见于年老体弱者;右上腹腹壁紧张,按之疼痛,多见于肚子风(急性胆囊炎、阑尾炎);上腹部膨隆,右腹部摸到硬块,见于噢呀症(胃癌、肝硬化、肝癌等);腹部因腹水肿胀,皮肤发亮、无腹纹,提示危症;右下腹明显低凹,提示肠套叠;右下腹肿块,为阑尾炎穿孔并脓肿;包块多为半球隆起,平卧后可纳,提示疝风(疝气);小儿腹部摸到团状物,可能为蛔虫病或肠梗阻;全腹膨隆,一是胃肠胀气,二是腹腔积水,三是巨大包块;阵发性急性腹痛、腹胀、呕吐,提示急性肠梗阻;刀割样腹痛,常见于胃穿孔、胆囊穿孔;右下腹压痛,常见于阑尾炎等;儿童经常性腹痛,可能是蛔虫病;暴饮暴食后上腹痛,常见于急性胃炎;突然上腹部剧烈疼痛,或疼痛呈带状向左侧背部放射,并伴有恶心、呕吐或发热,提示急性胰腺炎;腹痛伴有血便,多见于痢疾、肿瘤;腹痛常于排便后减轻,提示急性肠炎;青壮年经常性烧灼样腹痛,见于肠胃风旋(胃癌早期);中老年上腹部饱胀,食欲减少,进行性消瘦,见于胃癌早期;腹部一侧疼痛,见于肾石症或其他肾脏疾病;女性下腹部疼痛,多见于卵巢脓肿、囊肿扭转、急性输卵管炎、盆腔炎等;年轻女性月经前下腹部疼痛,见于痛经;孕妇腹痛呈阵发性,有下坠感,伴有阴道流血,为流仔症(先兆流产)。

第六节　指诊、甲诊

指诊与甲诊在诊断中至为重要,有"看指甲,治病八九十"的说法。手指是人体上肢的末端。手指虽然是一个相对独立的部分,但包含着人体全部的生命信息。五个手指头都可相对反应不同年龄段的体质状况,比如拇指多反映幼年期的体质状况,主管全身;示指多反映青年期的体质状况,主管大脑、心脏的生理变化;中指多反映壮年期的体质变化,重点反映胃、肝、胆、胰、肠道等消化系统的生理变化;无名指多反映中年期的体质变化,主管胸部、肺等呼吸系统的生理变化;小指多反映老年期的体质状况,反映肾脏、腰部疾病和男性生殖系统的生理变化。五指中如果有一个手指明显的瘦弱,多提示其相对应的年龄段的体质较弱和主管的部位器官功能差或可能发生病变。

"眼睛是心灵的窗户",那么指甲则是传递健康信息的窗口。黎医根据多年经验,把指甲功能分为:拇指甲主头、颈;示指甲主胸、背部;中指甲主腹部、腰部及其相连的器官;无名指甲主臀部、大小腿;小指甲主生殖器官、足;双手两侧对称。如指甲部分塌陷可能是甲状腺功能亢进、贫血、肺癌或糖尿病的征兆;指甲脱落则可能是热病、严重的糖尿病、神经过度紧张、肺炎、牛皮癣;指甲凹凸不平可能是体内缺铁或贫血、冠心病、甲状腺功能减退或营养不良的征兆;指甲下出血有可能是因为身体内部受到创伤;指甲出现白线条可能是新陈代谢紊乱、肿瘤、结核、疟疾等疾病;甲端出现粉色带可能是肝硬化或心脏供血不足;如果指甲边薄,并且生长缓慢,有可能患有哮喘、结核病或呼吸道疾病等;指甲上出现无名斑点、甲床赤白、沟壑透明、充血、脱落隆起等,都是身体出现某种疾病的典型征兆,应及时就诊。

第四章
治 疗 原 则

治疗原则，即治疗疾病的法则，它是在三元脏腑、六道气脉整体观和辨病论治精神指导下制定的，对临床治疗的立法、用药等具有普遍指导意义。治则与治法不同，治则是用以指导治疗方法的总则，治法是治则的具体化。比如，扶正祛邪为治疗总则，在这一总则指导下又有益气、养血、滋阴、补阳等扶正的具体治疗方法，而发汗、涌吐、攻下等方法则是祛邪的具体治法。可见，任何治疗方法，总是从属于一定的治疗原则的。黎医传统用药，内服药组方不过数味，用力较专，且调度恰当，故能取精而用宏。由于疾病的证候多种多样，病理变化极为复杂，病变过程有轻重缓急，不同的时间、地点与个体，其病情变化也会不同。因此，必须善于从复杂多变的疾病现象中，抓住病变的关键。黎医常见治则有扶正祛邪、攻补兼施、辨病论治、专方专用等。

第一节　祛风鬼，扶正培阳

黎医认为人之所以生病，主要是痧毒、瘴毒、蛊毒、湿毒等邪毒侵犯人体后，不及时祛除，引发风鬼病。根据风鬼的大小和所在部位，黎医往往采用不同的祛风鬼方法，如风鬼在皮毛肌肉，则用刮法或火法；风鬼在口鼻处，则用洗鼻漱口法或雾化法；风鬼在肚肠，则用拔法或藤线点灸法；风鬼在二阴处，则用黎药熏洗之法。对危重的风鬼病或缠绵多年不愈的痼疾，要内服扶正草药。黎医善用动物药补虚，以正阳气，平衡三元脏腑，通达六道气脉，这也是黎医治疗用药的特色之一。

第二节　驱邪毒，攻补兼施

以毒攻毒，用温阳之药及火攻疗法可祛除病邪，使邪去正安。邪毒病位不同，其治法也不同。祛邪的方法与扶阳的方法虽然不同，但是二者可相互为用，相辅相成。扶阳使正气加强，有助于六道气脉通畅，祛邪能够排除邪毒的侵害和干扰，有利于三元脏腑的平衡。扶正不留（助）邪，祛邪勿伤正。

根据正邪盛衰的情况，决定扶阳与祛邪的主次和先后。阳虚较急重者，应以扶阳气为主，兼顾祛邪；邪实较急重者，则应以祛邪为主，兼顾扶阳。邪盛正虚，但正气尚能耐攻，或祛邪同时兼顾扶正反会助邪的病证，则应先祛邪而后扶正。如瘀血所致的崩漏症，瘀血不去则崩漏难止，故应先活血祛瘀止血，然后再补血。正虚邪实，以正虚为主，兼有实邪的病证，因正气过于虚弱，若一味攻邪，则反而更伤正气，故应先扶正而后祛邪。如某些积聚病，因正气太虚弱，不宜先攻邪，应先补阳气，使三元脏腑平衡，六道气脉畅通，再祛邪，如此身体才能康复。

第三节　主辨病，专方专药

黎医主张辨病与辨证相结合，以辨病为主。辨病是决定治疗原则和选方用药的主要依据，从证的变化可以预测疾病的转归，由阴转阳多为疾病逐渐转好的征象，由阳转阴则提示疾病趋重和恶化，甚至预后不良。所以临床多主张专病专方专药，即使证变了也不一定立即就变更治疗原则和原来方药，这与中医强调辨证施治有一定的区别。专方专药，是黎医内治法的一个特点。黎族妇女产后坐月子的人较少，许多黎族医生会给产后的妇女开一剂"产后汤"服用，以帮助排瘀血和补身体。产后汤中一般含有鸡血藤、千斤拔、海风藤等十几味药材。治疗产后乳汁过少取番木瓜1个（去皮、核，切成片），五指毛桃根20 g，猪手1个（切块），煎煮服用等。

黎医妇科概论 下篇

第五章
黎医妇科病学概述

第一节　黎医妇科病学的定义、范畴和发展概况

一、黎医妇科病学的定义和范畴

黎医妇科病学是根据黎医基础理论,认识妇女的生理,研究黎族地区妇女疾病的病理特点、诊断方法、治疗原则和方药的一门临床学科。它是以研究防治妇女常见病及产前、产后等疾病为主要内容的专门学科。

二、黎医妇科病学发展概况

黎医妇科病学是黎医学重要的组成部分之一,它是在黎医学的形成和发展中逐渐建立和充实起来的。黎医妇科病学有着悠久的历史,在长期的医疗过程中积累了丰富的临床经验,为本民族的生存和健康繁衍,特别是妇女保健事业做出了不可磨灭的贡献,至今仍是黎族广大人民群众用于防治妇科疾病的有效手段。然而,由于历史的原因,直到现在我们还没有找到对黎医妇科病学的起源及形成体系进行详细探讨的历史文献。但在黎族地区,治疗妇科病有丰富多彩的手段,如女子纹身疏通六道气脉、黎药熏洗等外治法和内服方药处处可见,更多的是以口口相传或师徒家族授受的方式世代流传。

第二节　女性生殖器官特点

一、外阴

女性外阴,包括阴道前庭及其两侧的大阴唇和小阴唇、前面的阴蒂和后面的阴唇系带、会阴,即阴道口的前、后、左、右部位,故有"四边"之称。《诸病源候论·八瘕候》首载"四边"之名;《校注妇人良方》则载"阴户"之名。阴户是抵御外邪的第一道关口,具有保护女性生殖器官的作用。

二、玉门

玉门,是阴道口的总称,包括处女膜的部位,系指尚未经历性生活女性的阴道口。《备急千金要方》谓其"在玉泉下,女人入阴内外之际",即位于尿道口后面,是阴道的入口。《诸病源候论·带下三十六候》说:"已产属胞门,未产属龙门,未嫁属玉门。"玉门是排出月经、分泌带下,也是娩出胎儿、排出恶露的关口。子门即子宫颈口,是子宫下部与暴露于阴道的部分。"子门"一词,出自《灵枢·水胀》:"石瘕生于胞中,寒气客于子门,子门闭塞。"《类经》注释说:"子门,即子宫之门也。"子门是预防外邪入侵的第二道关口,是排月经、泌带液、娩出胎儿的通道。

三、花肠(输卵管、卵巢)

1. 花肠(输卵管、卵巢)的位置　朱丹溪在《格致余论·受胎论》中最早加以描述:"阴阳交媾,胎孕乃凝。所藏之处,名曰子宫。一系在下,上有两歧,一达于左,一达于右。"根据全国科学技术名词审定委员会中医项目组审定发布的《中医药学名词·内科学·妇科学·儿科学》(2010),"两歧"乃产生和输送卵子的内生殖脏器,位于左右少腹,称为子管和子核,黎医称之为"花肠"(输卵管、卵巢)。

2. 花肠(输卵管、卵巢)的形态与功能　《沈氏女科辑要笺正》首先论及子管与子核:"子宫之底,左右各出子管一支,与小孔通,长二寸半,垂于子核之侧,不即不离。子核者,在子宫左右离一寸,向内有蒂,与子宫相连;向外有筋带,与子管相系。形如雀卵,内有精珠十五粒至十八粒不等,内贮精液,是为阴精。女子入月之年,精珠始生,至月信绝,其珠化为乌有。""男精入子宫,透子管,子管罩子核,子核感动,精珠迸裂,阴阳交会。"这两段论述形象地描述了类似西医学中女性的输卵管与卵巢,并阐述了花肠的生理功能。

四、子肠(子宫)

1. 子肠(子宫)的位置与形态 子肠(子宫)位于小腹正中,带脉之下,前为波荳(膀胱),后为嘞弄(大肠、直肠),下接葛囔(阴道)。《类经·藏象类》曰:"子宫……居直肠之前,膀胱之后。"《类经·疾病类》曰:"子门,即子宫之门也。"子肠(子宫)是女性特有的生殖器官,中医古籍中子宫的形态与现代解剖学所描述的子宫基本一致,其主体部分为子宫体,底部两侧为宫角,下部为子宫颈,子门相当于子宫颈口。

黎医称子宫为"挖"。它的位置在小腹的前正中线上,波荳(膀胱)之后、直肠之前,下口连阴道,状似一个倒置的梨,是女子身体上的一个特殊器官。挖主通行月经、孕育胎儿。通常认为,女子胞就是子宫,然而黎医从其实际功能考虑,认为"挖"是包括子宫、卵巢、输卵管等生殖器官在内的整个内生殖器。

2. 子肠(子宫)的功能 子肠(子宫)具有亦藏亦泻、定期藏泻的特点。主要功能是排泄月经,孕育胎儿。月经一月一行时是泻的特点,而在其平时表现藏的特点,这种藏与泻有一定的规律性和时间性。《类经·藏象类》指出:"女子之胞,子宫是也。亦以出纳精气而成胎孕者为奇。"妊娠为十月之藏,一朝分娩时表现为泻的功能。月经周期的藏泻,均有周期性、节律性,是其功能的特殊之处。

黎医认为,女子发育成熟后,气脉旺盛,血海盈满,气道畅通,阴血下注于挖(子宫)就会产生月经,有了月经,就有了受孕生育的能力。挖(子宫)在不孕育的时候,主行月经,在怀孕之后,它又是保护和孕育胎儿的主要脏器。胎儿在挖(子宫)中的营养供给主要依靠喹沐(气脉)中的气血。

第三节 女性生理特点

一、月经

胞宫周期性地出血,月月如期,经常不变,称为"月经"。因它犹如月亮的盈亏、海水之涨落,有规律和有信征地一月来潮一次,故又称它为"月事""月水""月信"等。明代李时珍说:"女子,阴类也,以血为主。其血上应太阴,下应海潮。月有盈亏,潮有朝夕,月事一月一行与之相符,故谓之月水、月信、月经。"

1. 月经的生理现象

(1)初经:第一次月经的来潮,亦称为"初潮"。月经来潮是女子发育趋于成熟并具备生育能力的标志。一般初经年龄在 13~15 岁,可因地域、气候、营养等因素的影响而有差异,可以早至 11~12 岁,或迟至 15~16 岁,近年有提前趋势。

(2)周期:月经有明显的节律。出血的第 1 日为月经周期的开始,2 次月经第 1 日的间隔时间为 1 个月经周期,一般为 21~35 日,平均 28 日。周期的长短因人而异,但应有规律性。

(3)经期:每次月经的持续时间称为经期,正常为 2~8 日,多数在 4~6 日。

(4)经量、经色、经质:一般在经期第 2~3 日经量较多。月经量为 1 次月经的失血量,常难以准确测量,一般 20~60 mL,因个人体质的不同而有一定差异。多于 80 mL 为月经过多。经色呈暗红,量多时经色加深,行经开始和将净时渐暗淡。经质稀稠适中,不凝固,无血块,无臭气。

(5)绝经:妇女 49 岁左右月经自然停止 12 个月,称为绝经。绝经后一般不具备生育能力。绝经年龄一般在 44~54 岁,受体质、营养等因素的影响,也可早至 40 岁或晚至 57 岁。

月经从初潮到绝经,中间除妊娠期、哺乳期外,都是有规律地按时来潮。正常月经是女子发育成熟的标志之一。女性在月经初潮后 1~2 年内,提前或推后,甚或停闭数月。这是身体发育尚未完善之故,一般可逐渐形成正常的周期。育龄期妇女在妊娠期间月经停闭,哺乳期妇女亦多数无月经来潮,这些均属于生理性停经。在绝经前,也会出现月经周期的紊乱,一般历时 1~3 年月经才逐渐停闭。

2. 月经的产生机制　黎医认为,挖(子宫)产生阴精。女子 14 岁左右,阴精逐渐开始发挥作用,促使生殖功能慢慢成熟,女子发育成熟后,气脉旺盛,血海盈满,气道畅通,阴血下注于挖(子宫),就会产生月经,使人体具备生殖能力。这种肾精充盛后所产生的促进生殖功能成熟并维持生殖功能的物质,中医称为"天癸"。

3. 与月经产生机制有关的因素　由于呱铗(肾)主生殖,故挖(子宫)与呱铗(肾)的关系最密切,其次还与喹沐(气脉)以及叮(心)、粑昂(脾)、昂(肝)三脏有关。呱铗(肾)通于挖(子宫)中,喹沐(气脉)流通,月事能按时来潮,且容易受孕。叮(心)主血、昂(肝)藏血、粑昂(脾)统血,因此,三脏和月经有密切关系。

二、带下

带下一词,首见于《素问·骨空论》。带下有广义和狭义之分。广义带下泛指妇女经、带、胎、产诸病而言;狭义带下专指妇女阴中流出一种黏腻液体而言。在狭义带下之中又分生理性带下和病理性带下。

1. 带下的生理现象　健康女子,润泽于阴户、阴道内的无色无臭、黏而不稠的液体,称为生理性带下。如《沈氏女科辑要》说:"带下,女子生而即有,津津常润,本非病也。"

(1)带下的量:生理性带下量不多,润滑如膏,不致外渗。至于经间期、氤氲之时,阳生阴长,冲任气血正盛,带下量也可稍有增加,像月经一样有周期性改变。另外,妊娠期血聚冲任以养胎元之间,如雾露之溉,润泽丰厚,带下量可有增多。

(2)带下的色:生理性带下是无色透明的,有的略带白色,所以医籍中有时称"白带"。如《景岳全书》说:"盖白带出于胞中,精之余也。"但世俗所称的"白带"多是指量、色、质有所改变的带下病,应予以严格区分。

(3)带下的质地:生理性带下黏而不稠,滑润如膏,无异臭气味。

(4)带下的功能:生理性带下是肾精下润之液,具有濡润、补益的作用,充养和濡润前阴孔窍。

2. 带下的产生机制　阴精、津液下达胞宫,流于阴股而为生理性带下。

黎族聚居区地处热带海岛上,气候炎热,阴湿多雨,故很多疾病皆与哒榜(湿毒)有关。外湿多由气候潮湿,或涉水淋雨、居处潮湿等外在湿毒侵入人体所致。内湿则是由于粑昂(脾)失于健运,水湿停聚所形成。伤于外湿,哒榜(湿毒)困阻粑昂(脾),粑昂(脾)健运失职,则易湿浊内生;致粑昂(脾)阳气虚损,水湿不化,亦易招致外湿的侵袭。湿毒致病可出现妇女白带过多。

三、妊娠

从怀孕到分娩这个阶段,称为"妊娠",也称"怀孕"。

1. **妊娠的生理现象**　妊娠后母体的变化,明显的表现是月经停止来潮,脏腑、经络之血下注冲任,以养胎元。因此妊娠期间整个机体出现"血感不足,气易偏盛"的生理特点。

妊娠初期,由于血聚于下,冲脉气盛,肝气上逆,胃气不降,则出现饮食偏嗜、恶心作呕、晨起头晕等现象。一般不严重,经过20～40日,症状多能自然消失。

另外,妊娠早期,孕妇可自觉乳房胀大。妊娠3个月后,白带稍增多,乳头、乳晕的颜色加深。妊娠4～5个月后,孕妇可以自觉胎动,胎体逐渐增大,小腹部逐渐膨隆。妊娠6个月后,胎儿渐大,阻滞气机,水道不利,常可出现轻度肿胀。妊娠末期,由于胎儿先露部压迫膀胱与直肠,可见小便频数、大便秘结等现象。

2. **妊娠的机制**　胎儿在挖(子宫)中的营养供给主要依靠喹沐(气脉)中的气血。黎医认为人体的生殖繁衍功能是由天地阴阳之气交感而形成的,男精为阳精,女精为阴精,男精产生于润榜(睾丸),女精产生于挖(子宫),两精相搏,形成胚胎,然后在胞宫内发育成人。

四、产育

1. **分娩**　怀孕末期,即孕280日左右,胎儿及胎衣自母体阴道娩出的过程,称为"分娩"。

(1) 预期的计算方法:中医学有明确记载。明代李梴《医学入门》说:"气血充实,可保十月分娩……凡二十七日即成一月之数。"10个月共270日。《妇婴新说》说:"分娩之期或早或迟……大约自受胎之日计算,应以二百八十日为准,每与第十次经期暗合也。"与西医学计算为280日已基本一致。现在预产期的计算方法是:从末次月经第1日算起,月份数加9(或减3),日数加7。如按农历计算,月数算法同上,日数加14。

(2) 分娩的生理现象:在临产时出现腰腹阵阵作痛,小腹重坠,逐渐加重至产门开全,阴户窘迫,胎儿、胞衣依次娩出,分娩结束。《十产论》说:"正产者,盖妇人怀胎十月满足,阴阳气足,忽腰腹作阵疼痛,相次胎气顿陷,至于脐腹痛极甚,乃至腰间重痛,谷道挺拼,继之浆破血出,儿遂自生。"产讫胞衣自当萎缩而下。《达生篇》说"渐痛渐紧,一阵紧一阵,是正产,不必惊慌",同时还总结了"睡、忍痛、慢临盆"的临产调护六字要诀。因此,应当帮助产妇正确认识分娩,消除恐惧心理和焦躁情绪,也不宜过早用力,以免气力消耗,影响分娩的顺利进行。

2. 产褥　新产后6周内称"产褥期"。分娩时的用力汗出和产创出血,损伤了阴液,整个机体的生理特点是"阴血骤虚,阳气易浮"。因此在产后1~2日内,常有轻微发热、自汗等阴虚阳旺的症状,如无其他致病因素,一般短时间内会自然消失。

产后数日内,胞宫尚未复常而有阵缩,故小腹常有轻微阵痛。在产后2周内腹部可触及尚未复旧的子宫。大约产后6周,胞宫才能恢复到孕前大小,这段时间称"产褥期"。同时自阴道不断有余血、浊液流出,称为"恶露"。恶露先是暗红的血液,以后血液逐渐由深变浅,其量也由多变少,一般在2周内淡红色血性恶露消失,3周内黏液性恶露断绝。

3. 哺乳　新产妇一般产后第2日可以挤出初乳,约持续7日后逐渐变为成熟乳。母乳由产妇气血所化。《胎产心法》说:"产妇冲任血旺,脾胃气壮则乳足。"在哺乳期要使产妇保持精神舒畅,营养充足,乳房清洁,按需哺乳,这对保证乳汁的质和量有重要意义。

产后脾胃生化之精微除供应母体营养需要外,另一部分则随冲脉之气循胃经上行,生化为乳汁,以供哺育婴儿的需要。薛立斋说:"血者,水谷之精气也,和调于五脏,洒陈于六腑,妇人则上为乳汁,下为月水。"故在哺乳期,气血上化为乳汁,一般无月经来潮,也比较不易受孕。

第六章
辨病与用药特点

第一节　月经、带下及妇科杂病

一、崩漏

崩漏是月经的周期、经期、经量发生严重失常的病证,其发病急骤,暴下如注,大量出血者为"崩";病势缓,出血量少,淋漓不绝者为"漏"。崩与漏虽出血情况不同,但在发病过程中二者常互相转化,如崩血量渐少,可能转化为漏,漏势发展又可能变为崩,故临床多以崩漏并称。黎医认为,呕铥(肾)通于挖(子宫)中,喹沐(气脉)流通,月事能按时来潮,叨(心)主血、昂(肝)藏血、粑昂(脾)统血,故呕铥、叨、昂、粑昂功能失调均可引起崩漏,哒烫(热毒)下扰血海、哆吞(瘀血)瘀阻于挖(子宫)亦可发生崩漏。

【单方】

处方1:裸花紫珠根、枝 30~60 g。

用法:每日1剂,水煎服。

处方2:了哥王根 15 g。

用法:每日1剂,水煎1小时服。

【验方】

处方1:大风艾、益母草、泽兰、百草霜、香附子、竹茹、仙鹤草、血余炭、野菠萝各 6 g。

用法:每日1剂,水煎服。

处方 2：鸡血藤 400 g,鸡肉 250 g。

用法：每日 1 剂,水煎服。

处方 3：侧柏叶、仙鹤草、元宝草各 15 g,益母草 30 g。

用法：每日 1 剂,水煎服。

处方 4：广防风 15 g,五月艾 15 g,艾纳香 15 g。

用法：每日 1 剂,水煎服。

二、闭经

闭经是女性常见的一种症状,少女在 12 岁左右会来月经,年满 16 岁尚无月经来潮者称为原发性闭经;当已来月经后,其后出现 6 个月以上无月经者,或月经停闭 3 周期以上,称继发性闭经;凡妊娠、哺乳或绝经后无月经者,则称生理性闭经。黎医认为,哆堆(血虚)及哆吞(瘀血)是引起闭经的重要原因。

【单方】

处方 1：扁担藤 30 g。

用法：每日 1 剂,水煎服。

处方 2：穿破石根 30 g。

用法：每日 1 剂,水煎服。

【验方】

处方 1：大血藤、鸡血藤各 20 g,薜荔、丹参各 9 g。

用法：每日 1 剂,水煎服。

处方 2：土牛膝 10 g,红花 6 g,鸡血藤 30 g,薜荔 10 g。

用法：每日 1 剂,水煎服。

三、月经过多

月经过多是月经量较正常明显增多,或每次经行总量超过 80 mL,而周期、经期基本正常,区别于经间期出血、性交后出血,或经血的突然增加。

【单方】

处方 1：鲜朱蕉叶 60～90 g。

用法：每日 1 剂,水煎服。

处方 2：鲜五月艾 25 g,鸡蛋 2 个。

用法：每日 1 剂,水煎服,临睡前服用。

处方 3：秋枫 100 g。

用法：每日 1 剂,水煎服。

【验方】

处方 1：艾纳香根 30 g,益母草 15 g。

用法：每日 1 剂,水煎服。

处方 2：艾叶 10 g,降香格 25 g,苏木 25 g,石菖蒲 15 g,鸡血藤 50 g,香附子 15 g,甘草 10 g。

用法：每日 1 剂,水煎服。

处方 3：益母草 15 g,大血藤 20 g,金毛狗脊 15 g。

用法：每日 1 剂,水煎服,连服 5 日。

四、痛经

痛经系指妇女正值经期或经行前后,出现周期性小腹疼痛,或痛引腰骶,甚至剧痛昏厥者,亦称经行腹痛,是临床常见病。本病的临床特点是伴随月经周期发作,表现为小腹疼痛,或伴腰骶酸痛。黎医认为痛经为喱哆(气血)失常,哆吞(瘀血)瘀阻于挖(子宫)所致。

【单方】

处方 1：臭饭团干品 25～50 g。

用法：每日 1 剂,水煎服;或研末,每次 5 g,每日 3 次。

处方 2：红血藤(华密花豆、血格龙)12～18 g。

用法：每日 1 剂,水煎服。

处方 3：天门冬(天棘、白罗衫)块根 30～60 g。

用法：每日 1 剂,水煎服。

处方 4：莪术干品 7.5～15 g。

用法：每日 1 剂,水煎服。

处方 5：鸡骨香根干品 6～15 g。

用法：每日 1 剂,水煎服,或浸酒适量服。

处方 6：酸藤子根 20 g。

用法：每日 1 剂,水煎服。

处方 7：异形南五味子、胡椒等量。

用法：浸米酒,适量服。

处方 8：象头蕉根 30 g,生姜 15 g,红糖适量。

用法：每日 1 剂,水煎服。

处方 9：虎舌红干品 15～25 g。

用法：每日 1 剂,水煎服。

处方 10：香附子干品 5～15 g。

用法：每日 1 剂,水煎服。

【验方】

处方 1：苏木心材 60 g,掌叶大黄(别名：川大黄)(末)30 g,硇砂(末)15 g。

用法：先煎苏木出渣,入后两味同煎成膏,空腹酒调服 6 g。

处方 2：土人参 30 g,益母草、香附子各 15 g。

用法：每日 1 剂,水煎服。

处方 3：五月艾、益母草各 15 g。

用法：每日 1 剂,水煎服。

处方 4：大血藤 20 g,苦楝、延胡索、香附子各 9 g。

用法：每日 1 剂,水煎服。

处方 5：咸虾草、茜草、韭菜根等量。

用法：浸酒适量服。

处方 6：荔枝核、香附子各 15 g,当归 10 g。

用法：每日 1 剂,水煎服。

处方 7：马鞭草全草干品 30 g,香附子、益母草各 15 g。

用法：每日 1 剂,水煎服。

处方 8：鳢肠全草、五月艾叶各 15 g。

用法：小鸡 1 只,糯米 200 g,酒 150 g,共蒸内服。治疗急性痛经。

处方 9：杯苋全草 90 g。

用法：加米做成粉做糕吃,每日晚上服,连服 3 日。治疗急性痛经。

处方 10：紫茉莉根 15 g,香附子 12 g,延胡索 10 g。

用法：每日 1 剂,水煎服。

处方 11：益母草 15 g,大血藤 20 g,金毛狗脊 15 g。

用法：每日 1 剂,水煎服,连服 5 日。

五、倒经

倒经是指女子月经期,在子宫以外部位如鼻黏膜、胃、肠、肺、乳腺等部位发生出血,称为倒经,亦称"代偿性月经""周期性子宫外出血"。此时,月经量少,甚至无月经,鼻衄或吐血量可多可少,常伴有全身不适、精神不畅等症状。

【验方】

处方1:五指山松树花或松笔(松树嫩枝)45~60 g,大蓝靛叶3张。

用法:每日1剂,捣烂,开水冲服。

处方2:灶心土60 g,鹅不食草15 g。

用法:每日1剂,水煎,加米醋适量服。

六、子宫出血

子宫出血,也称异常子宫出血,是妇科临床常见的症状和疾病,指与正常月经的周期、频率、规律、经期长度、经期出血量中任何一项不符合,源自子宫腔的异常出血。限定于育龄期非妊娠妇女,需排除妊娠和产褥期相关的出血。

【单方】

处方1:天门冬(鲜)100 g。

用法:每日1剂,水煎服,连服7日。

处方2:鸡冠花全草15~30 g。

用法:每日1剂,水煎服。

处方3:闭鞘姜根鲜品120 g。

用法:瘦猪肉适量,文火炖服。

处方4:侧柏干品15~25 g。

用法:每日1剂,水煎服。

处方5:辣蓼1 000 g,30%酒精2 000 mL。

用法:辣蓼浸酒48小时,滤汁,每日3次,每次30~40 mL,服4日即愈。

处方6:芥菜干品50~100 g,或鲜品200~400 g。

用法:每日1剂,水煎服。

处方7:木贼(笔头草、笔筒草、节骨草)3~10 g。

用法:水煎服,或入丸、散。气血虚者慎服。

处方 8：龙芽草干品 15～25 g。

用法：每日 1 剂,水煎服。

处方 9：石韦全草 15～20 g。

用法：每日 1 剂,水煎服。

处方 10：黄樟根 10～50 g。

用法：每日 1 剂,水煎服。

处方 11：番石榴叶烧灰。

用法：每日 1 次,每次 9 g 冲服。

处方 12：裸花紫珠根、枝 30～60 g。

用法：每日 1 剂,水煎服。

处方 13：五月艾新艾叶蕊(茎稍)7 个。

用法：置瓦上炒黑为末,加米酒适量。

处方 14：五月艾叶干品 15～25 g。

用法：每日 1 剂,水煎服。

处方 15：百草霜 15 g。

用法：每日 1 剂,水煎加热米汤半碗,每日 1 次,连服 3 日。

处方 16：飞龙血 30 g。

用法：每日 1 剂,水煎,加童便适量服用。

处方 17：无患子干根 25～50 g。

用法：每日 1 剂,水煎服。

【验方】

处方 1：蒲黄(为香蒲属植物的干燥花粉)炭 9 g,熟地黄 12 g,炒侧柏叶 15 g。

用法：每日 1 剂,水煎服。

处方 2：鸡冠花 12 g,白扁豆花 6 g。

用法：每日 1 剂,水煎服。

处方 3：卷柏 9 g,艾叶 6 g。

用法：炒热剁碎,拌饭吃。

处方 4：益母草、鳢肠、艾叶各 25 g,鸡血藤 50 g,郁金 10 g,大血藤 10 g,侧柏 5 g,茜草 10 g。

用法：每日 1 剂,水煎服。

处方 5：巴戟天 10 g，益母草 15 g，郁金 10 g，大血藤 50 g，侧柏叶 5 g，茜草 10 g。

用法：每日 1 剂，水煎服，分 2 次。

处方 6：白目竹皮、醋瓜布、油纸伞蒂适量。

用法：共烧炭煎水，再用荔枝枝 1 条，火烧红投入药水，取木出，服之。

处方 7：穿破石 30 g，刺儿菜、白茅根、侧柏叶各 15 g。

用法：每日 1 剂，水煎服。

七、带下病

"带下"之名，首见于《黄帝内经》，而"带下病"之名，首见于《诸病源候论》。带下有广义、狭义之分，广义带下泛指妇产科疾病而言，由于这些疾病都发生在带脉之下，故称为"带下"。如《金匮要略心典》说："带下者，带脉之下，古人列经脉为病，凡三十六种，皆谓之带下病，非今人所谓赤白带下也。"狭义带下包括生理性带下和病理性带下。生理性带下是指正常女子自青春期开始，一种润泽于阴道内的无色透明、黏而不稠、无特殊气味的液体，该液体在经期前后、月经中期及妊娠期量相对增多，这是机体肾气充盛，脾气健运，任脉通调，带脉健固的正常表现。由于多数女性的带下略呈白色，故俗称"白带"。如《沈氏女科辑要》引王孟英说："带下，女子生而即有，津津常润，本非病也。"若带下的量、色、质、气味异常，即为病理性带下，简称为带下病。正如《女科证治》："若外感六淫，内伤七情，酝酿成病，致带脉纵弛，不能约束诸脉经，于是阴中有物，淋漓下降，绵绵不断，即所谓带下也。"

【单方】

处方 1：黑面神干根 25～50 g。

用法：每日 1 剂，水煎服。

处方 2：露兜簕心 25 g。

用法：每日 1 剂，水煎服。

处方 3：千斤拔 30 g，精猪肉 200 g。

用法：每日 1 剂，水炖服。

处方 4：鲜三白草 50～200 g。

用法：每日 1 剂，水煎服。

处方 5：高山榕根 15 g。

用法：每日 1 剂,水炖服。

处方 6：鲜马齿苋汁 100 g,鸡蛋清 75 g。

用法：将上两味药放在碗里,另加半杯水,搅匀,放锅里炖熟,临睡前食,常服对治赤白带下有效。

【验方】

处方 1：鸡矢藤、小芭蕉头各 120 g。

用法：每日 1 剂,加鸡肉炖服。

处方 2：番木瓜根、蓖麻根各 30 g。

用法：每日 1 剂,水煎服,连服 5 日为 1 个疗程,好转后隔 10 日再服 1 个疗程。

处方 3：暗罗根、龙血树根各 15 g,益母草根 9 g。

用法：每日 1 剂,水煎服。

处方 4：鸡矢藤根适量。

用法：与甜酒炒 7 次,加红花煮鸡蛋服。

八、阴道炎(阴痒)

阴痒系指女性外阴及阴道瘙痒,甚则痒痛难忍,坐卧不宁,或伴带下增多。西医学称为阴道炎。是妇科最常见的疾病和临床症状,各年龄组均可发病。外阴阴道与尿道、肛门毗邻,局部潮湿,易受污染,育龄期妇女性活动较频繁,外阴阴道是分娩、宫腔操作必经之路,易受损伤及病原菌感染,绝经后妇女及婴幼儿雌激素水平低,局部抵抗力弱,也易发生感染。阴道炎、阴道痒二者可单独存在,也可同时存在。临床常见滴虫性阴道炎、外阴阴道假丝酵母菌病、细菌性阴道病、萎缩性阴道炎、婴幼儿外阴阴道炎。

【单方】

处方 1：千里光全草适量。

用法：每日 1 剂,水煎熏洗外阴。

处方 2：淡竹叶 100 g。

用法：每日 1 剂,用砂锅泡 10 分钟,先武火煮开,后文火煮 10 分钟,分 2 次凉饮。

处方 3：马鞭草 100 g。

用法：每日 1 剂，水煎后坐浴或冲洗阴道。治霉菌性阴道炎。

处方 4：黑面神 300 g。

用法：每日 1 剂，水煎后坐浴或冲洗阴道。

处方 5：榕树干品 5～15 g。

用法：每日 1 剂，水煎熏洗外阴。

处方 6：土蜜树叶 18 g。

用法：每日 1 剂，水煎服；另用适量水煎趁热时熏洗，后温时冲洗患处。治滴虫阴道炎。

处方 7：鸦胆子仁 20 粒。

用法：每日 1 剂，布包水煎取 20～40 mL，擦洗。治滴虫性阴道炎。

处方 8：土蜜树叶 18 g。

用法：每日 1 剂，水煎服；另用适量水煎趁热时熏洗，后温时冲洗患处。治滴虫性阴道炎。

【验方】

处方 1：地阳桃鲜品 300 g，蕺菜 150 g。

用法：每日 1 剂，水煎冲洗阴道。

处方 2：广藿香、蛇床子各 30 g。

用法：每日 1 剂，水煎熏洗阴道。治霉菌性阴道炎。

处方 3：使君子、百部各 10 g。

用法：每日 1 剂，水煎服。治滴虫性阴道炎。

处方 4：古山龙 60 g，百部 45 g。

用法：每日 1 剂，水煎，坐浴。治滴虫性阴道炎。

处方 5：夜香牛鲜品、丁香蓼各 30 g。

用法：每日 1 剂，水煎服。

九、子宫内膜炎

子宫内膜炎属于盆腔炎性疾病的范畴，而盆腔炎性疾病是女性上生殖道及其周围组织的炎症，主要有子宫内膜炎、输卵管炎、输卵管卵巢脓肿、盆腔腹膜炎，最常见的是输卵管炎。炎症局限于子宫内膜，常表现为非经期下腹疼痛、腰骶酸痛、带下异常等，属于中医学"妇人腹痛""带下病"范畴。

【单方】

处方 1：杠板归 10 g。

用法：每日 1 剂，水煎服。

处方 2：毛黄肉楠根枝 30～60 g。

用法：每日 1 剂，水煎服。

处方 3：降香檀（花梨）根部心材 10 g。

用法：每日 1 剂，水煎服。

处方 4：石仙桃 30 g。

用法：每日 1 剂，水煎服。

【验方】

处方 1：布渣叶、鸭脚木皮、黄牛木叶、路兜簕根、岗梅根，各药等量。

用法：每用 120～320 g，水煎作茶饮。

处方 2：木瓜根鲜品 60 g，鱼腥草 30 g，艾叶 12 g，一点红 9 g。

用法：每日 1 剂，水煎服。

十、附件炎

附件炎是指输卵管和卵巢的炎症。一般分为急性附件炎、慢性附件炎、输卵管炎、卵巢炎，或输卵管、卵巢炎合并有宫旁结缔组织炎、盆腔腹膜炎。在盆腔器官炎症中，以输卵管炎最常见，由于解剖部位相互邻近的关系，往往输卵管炎、卵巢炎、盆腔腹膜炎同时并存且相互影响。临床表现为下腹部疼痛，或伴发热，经期或经前期加重，体倦易疲劳，或伴有阴道肛门坠胀、性交后加重，或伴带下增多，或伴月经频发或过多。属中医学"妇人腹痛"范畴。

【单方】

处方：鱼腥草全草入药，9～15 g。

用法：每日 1 剂，水煎服。

【验方】

处方：鸡冠花 15 g，益母草 15 g，大血藤 40 g，马齿苋 25 g，金毛狗脊 20 g。

用法：每日 1 剂，水煎服。

十一、宫颈炎

宫颈炎是妇科常见疾病之一，多见于育龄期妇女，一般由宫颈受损伤和病原体侵袭而致,包括子宫颈阴道部炎症及子宫颈管黏膜炎症。宫颈是阻止下生殖道病原体进入上生殖道的重要防线,但宫颈管单层柱状上皮本身抗感染能力较差,若受到性交、分娩、流产、手术等机械性刺激而受损,就更易发生感染。

【单方】

处方:儿茶 3 g。

用法:每日 1 剂,研末,均匀撒布于炎症面。

【验方】

处方 1:鲜夜香牛 30~45 g,丁香蓼 30 g。

用法:每日 1 剂,水煎服。

处方 2:夜香牛 30 g,一点红、白绒草、野木瓜、金樱子各 15 g。

用法:每日 1 剂,水煎服。

十二、宫颈癌

子宫颈癌是常见的妇科恶性肿瘤之一,发病率在我国女性恶性肿瘤中居第二位。近年来,子宫颈癌的平均发病年龄在逐渐降低,有年轻化趋势。宫颈发生癌变的过程中,HPV 感染是最为关键的环节。宫颈癌前病变和宫颈癌早期可以没有任何症状,随着病变严重程度的增加,会出现出血、异常白带以及肿瘤侵犯其他器官所导致的相应症状。

【验方】

处方:苏木 10 g,卵叶茜草 30 g,香附子 15 g,马鞭草 15 g。

用法:每日 1 剂,水煎服。

十三、不孕症

不孕症指女性有正常性生活,与配偶同居 1 年,未避孕而未孕者。从未妊娠者为原发性不孕,曾经有过妊娠继而未避孕 1 年以上未孕者为继发性不孕。黎医称子宫为"挖",由于呃铦(肾)主生殖,故挖与呃铦的关系最密切。黎医认为人体的生殖繁衍功能是由天地阴阳之气交感而形成的,男精为阳精,女精为阴精,男精产生于润榜(睾丸),女精产生于挖,两精相搏,形成胚胎,然后在胞宫内发育成人,故挖与呃铦功能失常可引起不孕。

【单方】

处方 1：小花龙血树根 15～25 g。

用法：每日 1 剂，水煎服，每日 2 次。

处方 2：刺苋根晒成干品，用蜜糖灸炒，每次用 100 g。

用法：炖猪瘦肉吃，每日空腹吃，连服数日。

处方 3：小叶海金沙（又名攀援海金沙、石韦藤）干燥成熟孢子 9～15 g。

用法：每日 1 剂，水煎服。

【验方】

处方：巴戟天 15 g，大血藤、千斤拔各 30 g。

用法：每日 1 剂，水煎服，分 2 次服。

十四、乳疮

乳疮发于乳房部，也称为乳疮，表现为乳房疼痛、乳房皮肤红肿、乳腺肿块、破溃等症状。

【单方】

处方 1：马缨丹叶 15 g。

用法：每日 1 剂，捣烂加水冲服，渣敷患部。

处方 2：叶下珠全草 120 g。

用法：每日 1 剂，水煎服，分 2 次服。

处方 3：水翁叶 120 g。

用法：每日 1 剂，捣烂用酒煎热敷患处，连敷数次。

处方 4：鲜一点红适量。

用法：捣烂外敷或外洗。

处方 5：地阳桃鲜叶适量。

用法：加红糖捣烂敷患处。

【验方】

处方 1：一点红 30 g，倒地铃 15 g。

用法：每日 1 剂，捣烂冲酒服，渣敷患处。

处方 2：磨盘草根 50 g，山栏糯米根 25 g。

用法：每日 1 剂，水煎服。

十五、乳房胀痛

乳房胀痛是指乳房及其周边出现疼痛症状,疼痛可向肩背部、胸前、腋窝处、上肢等部位放射,甚至在情绪激动、过度劳累的情况下加重。

【单方】

处方:磨盘草种子 6～9 g,根 25～50 g。

用法:每日 1 剂,水煎服。

【验方】

处方:香附子 15 g,艾叶 10 g,当归 15 g。

用法:每日 1 剂,水煎服。

十六、子宫脱垂

子宫脱垂是指子宫从正常位置沿阴道下降,部分或全部脱出阴道口以外。任何年龄的女性都可发生子宫脱垂,但最常见于经历一次或多次分娩的绝经后妇女。绝大多数无自觉症状,有的患者可有腰骶部酸痛或下坠感,及阴道内脱出"肿物"感,站立过久或劳累后,症状明显,卧床休息后,症状减轻或"肿物"消失;重度子宫脱垂常伴有阴道前后壁膨出,致膀胱和直肠的解剖关系改变,患者可有排尿、排便困难,严重者可有尿潴留、便秘以及易并发尿路感染。黎医认为,该病主要为粑昂(脾)不升清,致使子宫下垂,甚则自阴户挺出。

【单方】

处方 1:鲜土荆芥 15 g。

用法:每日 1 剂,水煎服。

处方 2:白背根 30 g,煮猪大肠头。

用法:每日 1 剂,水炖服。

处方 3:白背叶 60 g。

用法:每日 1 剂,水煎熏洗或坐浴。

处方 4:臭牡丹叶 30 g。

用法:每日 1 剂,水煎熏洗或坐浴。

处方 5:榕树须 180 g,猪瘦肉适量。

用法：文火炖服。

处方 6：排钱草干根 50 g。

用法：每日 1 剂，炖鸡或猪蹄，服至见效。

第二节　妊 娠 病

一、先兆流产

妊娠期阴道少量流血，时出时止，或淋漓不断，而无腰酸、腹痛、小腹坠胀者，称为"胎漏"，亦称"胞漏"或"漏胎"等。本病首见于《金匮要略·妇人妊娠病脉证并治》，其中有因癥病而致胎漏的记载并提出"下其癥"的治则治法。隋代《诸病源候论》指出："漏胞者……冲任气虚，则胞内泄漏。"明代《济阴纲目》补充了其发病原因，并提出了胎漏主要治则"胎漏宜清热"。清代《医林改错·少腹逐瘀汤说》则提出血瘀致胎漏的看法。若病情发展，出现腰酸腹痛下坠，则为胎动不安，即妊娠期间出现腰酸、腹痛、小腹下坠，或伴有阴道少量流血者。

【验方】

处方 1：鲜薜荔枝叶 50 g，荷叶蒂 7 个。

用法：水煎去渣，加鸡蛋 3 个，同煮服。

处方 2：苎麻干根 30 g，莲子 15 g，淮山药 15 g。

用法：每日 1 剂，水煎服。

处方 3：南方菟丝子 6 g，桑寄生 9 g，续断 9 g，猪肚 1 个。

用法：炖服。

处方 4：苎麻干根 30 g，莲子、淮山药各 15 g。

用法：每日 1 剂，水煎服。治习惯性流产。

二、妊娠剧吐

妊娠早期，出现严重的恶心呕吐，头晕厌食，甚则食入即吐者，称为"妊娠恶阻"，又称"妊娠呕吐""子病""病儿""阻病"等。本病是妊娠早期常见的病证之一，以恶心呕吐、头重眩晕、厌食为特点。治疗及时，护理得法，多数患者可迅速康复,预后大多良好。若仅见恶心择食、偶有吐涎等,不作病论。

【单方】

处方1:酸豆根适量。

用法:每日1剂,水煎服。

处方2:青橄榄不拘量。

用法:捣烂,每日1剂,水煎服。

处方3:葫芦茶50g。

用法:水煎服,每日3次。

处方4:芒草根30g,生姜适量。

用法:每日1剂,水煎服。

【验方】

处方1:白豆蔻3g,竹茹9g。

用法:碾末,姜汁冲服。

处方2:砂仁5g,紫苏10g。

用法:每日1剂,水煎服。

处方3:荷花、玉兰花叶各10g,生姜2片。

用法:每日1剂,水煎服。

三、妊娠腹痛

妊娠期间,出现以小腹疼痛为主的病症,称为"妊娠腹痛",亦称"胞阻"。妊娠腹痛是孕期常见病,若不伴有下血症状,一般预后良好。若痛久不止,病势日进,也可损伤胎元,其则发展为堕胎、小产。

【单方】

处方:仙人掌叶。

用法:去皮加食盐烤热,敷腹部。

四、妊娠浮肿

妊娠期出现水肿,先从脚开始,皮白光亮,按之凹陷不起,黎医称为"女人足肿症",认为本病系咽(肺)和呱铥(肾)的宣发和气化功能减弱,引起水液潴留,发为水肿。

【单方】

处方：假鞠根 20 g，猪粉肠适量。

用法：煮水服用，每日 2 次，连服 6 日。

【验方】

处方 1：天仙藤 15 g，野稻根 15 g，鸡血藤 15 g，土甘草 10 g。

用法：每日 1 剂，水煎服。

处方 2：天仙藤 20 g，木瓜 30 g。

用法：每日 1 剂，水煎服。

处方 3：甘蔗 150 g，白茅根 25 g。

用法：每日 1 剂，水煎服。

五、催产、引产

催产、引产是指一种诱导宫缩促使胎儿娩出的方法，可用于孕中期放弃胎儿终止妊娠，或足月妊娠、过期妊娠诱导进入产程，或胎死宫内的引产。

【单方】

处方：蓖麻叶适量。

用法：捣烂，外敷足心涌泉穴。

【验方】

处方：全当归 50 g，川芎 35 g，龟板 50 g，（醋炒）血余 15 g。

用法：水煎服。死胎者，加伏龙肝 25 g。

六、难产

妊娠足月临产时，胎儿不能顺利娩出者，称为"难产"，古称"产难"。与西医学产力异常、产道异常、胎位异常和胎儿异常的难产是一致的。多见于气血失调。难产的机制主要有虚、实两方面，虚者为气虚不运而难产，实者属湿瘀阻滞而难产。

【验方】

处方 1：白粉藤叶、毛蔓豆叶、刺桐叶各适量。

用法：捣烂搽全身，另用白粉藤捣烂外敷脉门，必先用毛蔓豆叶先盖手脉上后，敷白粉藤。

处方 2：石岩枫根、鹊肾树根各 15 g。

用法：每日 1 剂，水煎服。

处方 3：大叶石龙尾全草 15 g，中华石龙尾全草 9 g。

用法：捣烂取汁冲饭汤服。

处方 4：走马胎根 90 g，长叶柞木根、叶 30 g，黄细心叶 15 g，黑面神根、叶 60 g。

用法：煮烂敷患部，用根叶捣烂搽身。

处方 5：蛇王藤全草 9 g，海金沙全草 15 g，蓖麻仁 3 g。

用法：每日 1 剂，水煎服。

处方 6：刺桐叶 9 g，白粉藤叶、毛蔓豆叶各 12 g。

用法：煮水服或打烂搽头和手，最后搽内关。

第三节　产后恢复及产后疾病

一、产后恢复

产后恢复指产褥期（产后 42 日）产妇生殖器官的恢复和产后体质的调理。产后因亡血伤津，元气亏损，易出现哆堆（血虚）、哆吞（血瘀）、喃瓮（水液）失常。

【单方】

处方 1：驳骨丹根适量。

用法：熏蒸，或煮水服。

处方 2：短柄吊球草（黎族名：哏弄罢）根适量。

用法：每日 1 剂，水煎服。

处方 3：郁金根茎 10～15 g。

用法：煮水服，或大米煮饭服用。

处方 4：眼树莲 30 g，五花肉 300 g。

用法：炖服。

处方 5：银胶菊 10～15 g。

用法：煮水服，或大米煮饭服用。

【验方】

处方 1：白蟾花 15 g，艾叶 9 g。

用法：煮水，加红糖适量服。

处方 2：虎舌红、玉竹各 20 g。

用法：炖肉吃。

二、产后气虚

产后气虚指产后失血耗气，气营两伤，营血不足，卫阳不固。临床表现为精神不振、倦怠、四肢无力、自汗、易于感冒等。黎医学中的喹（气），是一种物质与功能的综合体，产后因元气耗损，脏腑功能失调，导致喹（气）的产生不足或耗用太过，最终导致喹堆（气虚）等症。

【单方】

处方 1：白粉藤鲜品适量，去皮。

用法：捣烂煮粥服用。

处方 2：牛大力干用 25～50 g。

用法：每日 1 剂，水煎服。

处方 3：木姜子根 15～25 g。

用法：每日 1 剂，水煎服。

处方 4：假蒟适量、大头鱼（别名：鳙鱼、花鲢、胖头鱼、鳙头鲢）1 条。

用法：同煮吃或煲水洗。

处方 5：海南风吹楠（别名：海南荷斯菲木、海南霍而飞、水枇杷、假玉果；黎族名：补丹千）枝叶或树皮适量。

用法：煮饭食用。

三、产后贫血

产后贫血，一般有两方面的原因：一是妊娠期间就有贫血症状，但未能得到及时改善，分娩后不同程度的失血使贫血程度加重；二是妊娠期间孕妇的各项血液指标都很正常，由于分娩时出血过多造成贫血。产后贫血主要表现为全身乏力、食欲不振、抵抗力下降，严重时还可以引起胸闷、心慌等症状，并可能产生许多并发症，即为哆堆（血虚）。

【单方】

处方：龙眼肉 30 g,鸡蛋 1 个,冰糖适量。

用法：水煮服,早、晚各用 1 碗。

【验方】

处方 1：鹤顶兰、野牡丹根各 15 g。

用法：每日 1 剂,水煎服。

处方 2：结香叶 10 g,枸杞子 10 g,生姜适量。

用法：塞入鸡腹中,炖服。

处方 3：芡实 60 g,红枣 10 g,桂圆 30 g。

用法：加入适量红糖,水煮服。

处方 4：益母草叶 60 g,鸡蛋 2 个,米酒 1 杯,生姜 30 g,砂糖/红糖 30 g。

用法：每日 1 剂,水煎服。

四、产后水肿

产后脾肾俱虚,水湿溢于四肢者,出现水肿,即产后水肿。黎医认为喃瓮(水液)代谢失常,是指水液的生成、输布和排泄发生紊乱和障碍,产后主要表现为水液输布与排泄障碍而导致水肿。

【单方】

处方 1：木棉干根、皮 25～50 g。

用法：每日 1 剂,水煎服。

处方 2：假蒟叶 15 g,胡子鱼(别名：鲇鱼、胡子鲢、塘虱鱼、生仔鱼) 1 条。

用法：食醋同煮服用。

处方 3：鲜蓖麻叶适量。

用法：捣烂,敷水肿部位。

处方 4：假蒟根 20 g,猪粉肠适量。

用法：煮水服,每日 2 次,连服 6 日。

处方 5：红豆杉 10 g(鲜品 30 g)。

用法：煮汤。

【验方】

处方 1：山楝叶、鹧鸪麻叶各 15 g。

用法：煮水洗身。

处方 2：野牡丹叶、艾纳香叶各 15 g，驳骨丹叶 9 g。

用法：每日 1 剂，水煎服。

处方 3：益母草叶 15 g，鼠尾草叶、五月艾叶、珊瑚姜叶各 30 g，红蕉 9 g。

用法：煮鸡肉吃，每日 1 次。

处方 4：枫香叶 15 g，异木患叶 9 g，狗牙花根 9 g，砂仁根 9 g，千斤拔根 15 g，曼陀罗根 9 g，海南山柑根 9 g，小花百部 9 g，蒳莲根 15 g，山芝麻根 9 g，鸡骨香根 9 g，山桔根 9 g。

用法：捣烂煮水内服一半，另一半搽全身。

处方 5：驳骨丹叶 15 g，异叶柿叶 15 g，相思子叶 15 g，天门冬 9 g，野牡丹叶 15 g，苞子草叶 9 g。

用法：煮水搽全身，每日 1 次。

五、产后出血

产后出血指胎儿娩出后 24 小时内，顺产阴道流血量超过 500 mL，或剖宫产阴道流血量超过 1 000 mL，是一种严重的分娩期并发症，是导致我国孕产妇死亡的首位原因。黎医认为本病属于哆（血）的失常，常由喹（气）的虚弱，不能摄血所致，出血甚，则气随血脱，可致死亡。

【单方】

处方：益母草 60 g。

用法：煎水分 2 次服。

【验方】

处方：苏木 10 g，益母草 60 g，马齿苋 30 g，红花 10 g。

用法：煎水分 2 次服。

六、产后腹痛

产后腹痛是指产妇在产褥期，发生与分娩或产褥有关的小腹疼痛，又称

"儿枕痛""儿枕腹痛""产后腹中痛"等。在孕妇分娩后,由于子宫的缩复作用,产生宫缩痛,小腹呈阵阵作痛,于产后 1~2 日出现,持续 2~3 日自然消失,属生理现象,哺乳时缩宫素反射性分泌增多,使疼痛增加,一般不需治疗;若腹痛阵阵加剧,难以忍受,或腹痛绵绵,疼痛不已,影响产妇的康复,则为病态,应予以治疗。

【单方】

处方 1:金荞麦 50 g。

用法:加红糖煎服。

处方 2:依兰香根 30 g,生姜适量。

用法:每日 1 剂,水、酒煎服。

【验方】

处方 1:荔枝核、香附各 15 g,当归 10 g,益母草 60 g。

用法:每日 1 剂,水煎服,分 2 次服用。

处方 2:田基黄 30 g,红花 6 g,生姜 3 g。

用法:炒热剁碎,拌饭吃。

处方 3:山楂 30 g,香附 15 g。

用法:浓煎温服,每日 2 次。

处方 4:乌药、杜当归适量,为末。

用法:黄酒调下。

七、产后腹胀

产后腹胀指产妇产后出现的以腹胀为主的病症,多为产妇平素胃气虚弱,产后饮食不节,重伤脾胃,脾失健运,胃失和降所致。症见胃脘部痞满不舒,嗳气腹胀等。

【验方】

处方:海南粗榧叶 9 g,木通 6 g,槟榔 3 枚。

用法:每日 1 剂,水煎服。

八、产后恶露不绝

产后血性恶露持续 2 周以上,仍淋漓不尽者,称为"产后恶露不绝"。西医学产后子宫复旧不全、胎盘胎膜残留,引产、人流、药流后表现为恶露不尽者,可参照本病。临床表现为产后血性恶露逾 2 周仍淋漓不止;或有臭秽味,或可伴神疲懒言,气短乏力,小腹空坠;或伴小腹疼痛拒按。出血多时可合并贫血,严重者可致晕厥。

【单方】

处方1:无根藤 10～15 g。

用法:每日 1 剂,水煎服。

处方2:裸花紫珠根、枝 30～60 g。

用法:每日 1 剂,水煎服。

处方3:华南杜仲藤(别名:红色杜仲、海南杜仲藤)枝 30～60 g。

用法:每日 1 剂,水煎服。

处方4:秋枫 100 g。

用法:每日 1 剂,水煎服。

处方5:益母草干品 15～50 g。

用法:水煎服,或制成流浸膏内服。

九、产后瘀血

产后瘀血指产后出现血液运行迟缓不畅,甚或瘀结停滞的病理状态。黎医认为哆吞(血瘀)的发生多由气机郁滞而血行受阻,或气虚无力行血,或瘀血、痰浊阻于气脉,或寒邪凝滞血脉,或热邪煎灼血液而致。瘀血内阻,气机不利,血行不畅,或气机逆乱,可致产后血晕、产后腹痛、产后发热、产后身痛、恶露不绝等。

【单方】

处方1:华南远志 9 g。

用法:每日 1 剂,水煎服。

处方2:益母草干用 15～30 g。

用法:每日 1 剂,水煎服。

十、产后血晕

产后血晕是指产妇分娩后突然头晕眼花,不能起坐,或心胸满闷,恶心呕吐,或痰涌气急,甚则神昏口噤,不省人事。本病相当于西医学产后出血引起的虚脱、休克,妊娠合并心脏病产后心力衰竭,或羊水栓塞等病症,是产后危急重症之一,若救治不及时,往往危及产妇生命。

【验方】

处方:安息香树干人工割脂后流出的树脂 3 g,五灵脂(水飞净末)15 g。

用法:姜汤调服,每次服 3 g。

十一、产后中风

产后中风出自《金匮要略·妇人产后病脉证治》,指产后感受外邪而引起的疾患。轻者头痛恶寒,时见发热,心下闷,干呕汗出等。重者发热面赤,喘而头痛,甚则牙关紧闭,角弓反张,不省人事等。轻者黎医亦称为"产后风",认为妇女产后血气流失过多,气虚体弱,邪风趁机入侵而致病。黎族对产后风较为重视。治疗上可以收宫除露,补气养血为法。

【单方】

处方 1:刺桐 60～100 g。

用法:每日 1 剂,水煎服。

处方 2:野茄根适量。

用法:每日 1 剂,水煎服。

处方 3:望江南根 15～20 g。

用法:每日 1 剂,水煎服。

处方 4:颠茄根 15～20 g。

用法:每日 1 剂,水煎服。

处方 5:箣竹根 15～20 g。

用法:每日 1 剂,水煎服。

【验方】

处方 1:鸡血藤 15 g,状元红 15 g,千层艾 15 g,益母草 15 g,五月草 15 g,五层藤 15 g,红叶铁树 10 g,桂枝 10 g,破布叶 10 g 等。

用法:每日 1 剂,水煎服,分 3 次口服。

处方 2:益母草 30 g,白鸡冠花 15 g,鹿胎 10 g。

用法:共剁碎,加黄酒炒黄,拌饭食用。

处方 3：黑骨藤 30 g，黑老虎 30 g，五层皮 30 g，鸡血藤 30 g，海风藤 30 g，散百丹 15 g，五叶艾 15 g。

用法：每日 1 剂，水煎服，分 3 次口服。

十二、产后风瘫

产后风瘫是指妇女产后出现肢体筋脉弛缓、软弱无力，不能随意运动或伴有肌肉萎缩的一种病证，又名产后风痿、产痿，俗称产瘫。产后风瘫属于痿病的一种。

【单方】

处方 1：乌榄根干 100 g，猪脚 1 只(或鸡)。

用法：清水煎后，冲酒服。

处方 2：走马胎干根 15～50 g。

用法：每日 1 剂，水煎服。

【验方】

处方 1：乌榄根一两，走马箭五钱，千斤拔五钱，山菩提五钱，臭屎茉莉头五钱，独脚球五钱。

用法：清水五碗，煎成一碗服。

处方 2：韩信草干全草 30 g，二叶丁葵根 30 g。

用法：水煎，或加猪脚煎服。

十三、产后气喘

产后气喘，也称产后气短、产后上气等，是指产后出现呼吸急迫喘促的病症。

【验方】

处方：苏木 100 g，荷叶 1 张，鳖鱼 1 只。

用法：水炖服。

十四、产后乳汁不通

乳汁不通指产后乳房胀痛而乳汁量少，其病症名见《萧山竹林寺妇科》，即乳汁不行，又名乳脉不行。《三因极一病证方论》载有："产妇有二种乳汁不行：

有气血盛而壅闭不行者,有血少气弱涩而不行者。虚常补之,盛当疏之。盛者当用通草、漏芦、土瓜根辈,虚者当用炼成钟乳粉、猪蹄、鲫鱼之属。"

【验方】

处方 1:八角枫果实 5 枚,益母草 10 g。

用法:每日 1 剂,水煎服。

处方 2:通关藤 30 g,木瓜 500 g,猪前蹄 1 只。

用法:炖服。

十五、产后无乳、少乳

产后无乳、少乳指产后无乳汁或量太少。由于产后血气虚弱,乳源不足,无乳可下;或分娩失血过多,气血亏虚,不能化为乳汁,因而乳汁甚少;或因产后情志抑郁,肝失条达,气机不畅,乳汁壅阻不下,因而乳汁不行;或因喹(气)与哆(血)功能失调,经脉涩滞所造成。

【单方】

处方 1:粗叶榕(五指毛桃)60 g,猪脚 1 只。

用法:文火炖服。

处方 2:番木瓜 500 g,猪蹄 300 g。

用法:炖服,吃瓜、吃肉、饮汁。

处方 3:飞扬草全草(乳籽草、飞相草、大飞扬、大乳汁草、节节花)25~50 g。

用法:每日 1 剂,水煎服。

处方 4:枫香树干果 15~30 g。

用法:每日 1 剂,水煎服。

处方 5:薜荔(又名木莲藤、凉粉子)干品 15~40 g。

用法:每日 1 剂,水煎服。

处方 6:桑寄生干品 15~25 g。

用法:每日 1 剂,水煎服。

处方 7:麦冬干品 10~20 g。

用法:每日 1 剂,水煎服。

处方 8:宽叶绊根草 30 g。

用法：每日 1 剂,水煎服。

处方 9：菠萝蜜种仁 100 g,猪肉适量。

用法：炖服或水煎服。

处方 10：土人参(栌兰、水人参)叶适量。

用法：用油炒当菜食。

处方 11：五指毛桃 60 g,猪脚 1 只。

用法：文火炖服。

处方 12：五花猪肉 250 g,番薯叶适量。

用法：切块煮汤,熟后放入番薯叶后再煮片刻,以淡食物为宜。

处方 13：黑豆 50 g,猪尾 1 条(尾骨上 3 节)。

用法：炖服。

处方 14：木瓜、山兰米适量。

用法：煮木瓜饭。

处方 15：芭蕉嫩叶(野蕉、山芭蕉、牛角蕉)适量。

用法：捣烂,外敷。

处方 16：白粉藤 1 条(去叶根)。

用法：捣烂,与米煮粥服。忌酸菜、酸竹笋。

处方 17：贴梗海棠 30 g。

用法：炖猪蹄服。

处方 18：花生适量,木通 5 g,猪前蹄 1 只。

用法：炖服。

处方 19：棣棠花茎髓 30 g。

用法：炖猪蹄服。

处方 20：沙参 12 g,猪肉适量。

用法：同煎,饮汤吃肉。

处方 21：金雀花(紫雀花)50 g。

用法：与猪筒骨炖服。

处方 22：象头蕉嫩叶适量。

用法：捣烂,外敷。

处方 23：宽叶绊根草 30 g。

用法：每日 1 剂,水煎服,分 2 次口服。

【验方】

处方 1：大血藤、牛大力、黄荆、坡参、假黄皮各 15 g，生姜 20 g。

用法：加水 600 mL 煮成 200 mL，分 2 次服。

处方 2：山参根 10 g，鸡血藤 15 g，通心草 3 g，黑豆 30 g。

用法：每日 1 剂，水煎服，分 3 次口服。

处方 3：球兰 30 g，木瓜 50 g，西洋参 10 g，生姜 3 片。

用法：炖猪前蹄服。

处方 4：山参根 10 g，鸡血藤 15 g，通心草 3 g，黑豆 30 g。

用法：每日 1 剂，水煎服，分 3 次口服。

十六、乳头皲裂

乳头皲裂，为哺乳期姿势不当或乳头发育异常，发生乳头局部破损、干燥、出血。乳头上有丰富的血管神经，一旦发生乳头皲裂，对于哺乳妈妈苦不堪言，甚至发生母乳中断。

【单方】

处方：益母草干品适量。

用法：研粉，调茶油涂之。

十七、产后乳痈

乳痈是发生在乳房部的最常见的急性化脓性疾病。其临床特点是乳房结块，红肿热痛，溃后脓出稠厚，伴恶寒发热等全身症状，好发于产后 1 个月以内的哺乳期妇女。尤其以初产妇为多见，发生于哺乳期的称"外吹乳痈"，占到全部乳痈病例的 90% 以上；发生于怀孕期（妊娠期）的称"内吹乳痈"；不论男女老幼，在非哺乳期和非妊娠期发生的称为"不乳儿乳痈"，临床少见。乳痈之名首见于晋代皇甫谧的《针灸甲乙经·妇人杂病》："乳痈有热，三里主之。"古代文献中有称"妒乳""吹乳""乳毒"等，相当于急性化脓性乳腺炎。强调及早处理，以消为贵，注重疏络通乳，避免过用寒凉药物。

【单方】

处方 1：乌蔹鲜叶适量。

用法：捣烂外敷。

处方 2：一点红适量。

用法：加红糖,捣烂热敷。

处方 3：山芝麻鲜品 30 g。

用法：捣烂外敷。

处方 4：刺桐皮 15 g,红糖 30 g。

用法：每日 1 剂,水煎服。

处方 5：落地生根 5 片。

用法：捣烂外敷。

处方 6：地胆草连叶 200 g。

用法：米酒适量,捣烂和酒煎沸,热敷,其渣敷患处。

处方 7：了哥王根适量。

用法：加入食盐少许,共捣烂外敷患处可愈。

处方 8：艾脚青干根 15～25 g。

用法：每日 1 剂,水煎服。

处方 9：耳草(别名：鲫鱼胆草、黑心草、细叶龙胆草)鲜叶。

用法：捣烂外敷,或煎水洗患处。

处方 10：野菊花干品 15～25 g,花 10～15 g。

用法：每日 1 剂,水煎服。

处方 11：雾水葛鲜品 50～100 g,干品 25～50 g。

用法：每日 1 剂,水煎服。

处方 12：羊角拗鲜叶。

用法：和红糖,捣烂外敷。

处方 13：小飞扬草鲜品适量。

用法：酒少许,共捣烂外敷患处。

处方 14：山乌桕(红乌桕)适量。

用法：鲜品捣敷,或煎水洗患处。

处方 15：铜锤玉带全草适量。

用法：捣烂外敷。

【验方】

处方 1：长萼堇菜鲜草 120 g,鲜半边莲 60 g。

用法：加适量甜酒,捣烂外敷。

处方 2：田基黄、苦藏各适量。

用法：共捣烂，取汁冲酒服。

处方 3：鳢肠、积雪草、苦楝叶各适量。

用法：捣烂外敷患处。

十八、回乳

产后不需哺乳，或因产妇有疾，不宜授乳，或婴儿已届断奶之时者，可予回乳。

【单方】

处方：番泻叶 4 g。

用法：开水浸 1 日，饮用。

【验方】

处方：枇杷叶 5 片，牛膝根 3 g。

用法：每日 1 剂，水煎服。

十九、产后头痛

产后以头痛为主症者，称"产后头痛"。本病之发生多因产后失血过多，气血虚弱，血不养脑，或体虚冒风受寒，寒邪客脑所致；或产后情志抑郁，以致气机阻滞，血为寒凝，气血瘀阻，致恶露不下，瘀血上冲于脑，引起头痛。

【单方】

处方 1：艾嫩叶 50 g。

用法：以猪肉共捣烂，做猪肉丸。

处方 2：益母草 75 g，生姜 3 片。

用法：每日 1 剂，水煎服。

处方 3：川芎 6 g，绿茶 6 g，红糖适量（川芎茶）。

用法：每日 1 剂，水煎服。

处方 4：常春藤 30 g，黄酒炒，加红枣 7 个。

用法：每日 1 剂，水煎服，饭后服。

【验方】

处方：川芎、乌药等份。

用法：研末，每服 10 g。

二十、产后骨痛

产后骨痛是产后遍身骨节疼痛,伸屈不利,或痛无定处,或剧痛如刺,或肢体肿胀,重着不举。

【单方】

处方1:艾纳香干根 25～50 g。

用法:每日1剂,水煎服。

处方2:假鹰爪根 30 g,猪尾巴1条。

用法:炖服。

二十一、产后关节痛

产后关节痛是指女性在产褥期间,肢体关节酸楚疼痛,麻木重着者,又称"产后身痛""产后遍身疼痛""产后痹证"或"产后痛风"。

【验方】

处方1:白背叶根 30 g,艾叶 9 g。

用法:每日1剂,水煎服。

处方2:走马胎根、土牛膝、七五加各 15 g。

用法:每日1剂,酒水各半煎服。

二十二、产后高血压

产后高血压是妊娠高血压的一种,因其产后发病,被称作产后高血压。

【单方】

处方1:香蕉柄5只。

用法:煮水代茶饮。

处方2:莲子心 2 g。

用法:开水冲泡当茶饮。

处方3:鲜冬瓜皮适量。

用法:水煎代茶饮。

【验方】

处方:益母草 60 g,夏枯草 30 g,当归 10 g。

用法：每日 1 剂，水煎服。

二十三、产后四肢麻木

产后四肢麻木，指产后失血耗气，气血亏虚，四肢百骸少血濡养，出现四肢关节麻木不适。

【验方】

处方 1：韩信草干品 10～15 g，或鲜品 15～40 g。

用法：每日 1 剂，水煎服。

处方 2：五指毛桃 30～60 g，牛大力 30～60 g。

用法：浸酒适量服。

处方 3：乌饭树果实、根皮 20～30 g。

用法：每日 1 剂，水煎服，或浸酒适量服。

第七章
妇科病常用黎药

---◆❧❧◆---

二　画

八角枫

【黎族名】千意王

【别名】华瓜木、包子枫。

【性味】辛,温,有小毒。

【功能主治】祛风除湿,止血。主治产后内风、肠炎、乳汁不通、月经不调;感冒头痛、乳腺癌、肺癌、食管癌、麻痹风毒、跌打瘀血、风湿瘫痪、精神分裂症等。

【妇科验方】乳汁不通:八角枫果实 5 枚,益母草 10 g,每日 1 剂,水煎服。

人面子

【黎族名】囊面叁

【别名】人面树、银莲果。

【性味】甘、酸,凉。

【功能主治】健胃,生津,醒酒,解毒。主治食欲不振、热病口渴、酒精中毒、咽喉肿痛、风毒疮痒。

【妇科验方】乳痈:人面子根 50 g,切碎,浸酒适量服。

三　画

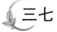 三七

【黎族名】哥温

【别名】山漆、金不换、参三七、田七、滇三七、盘龙七、土三七、血山草、六月淋、血参。

【性味】苦、涩,凉。

【功能主治】散血,定痛。治疗血瘀经闭、跌打瘀血、外伤出血、身体虚弱、食欲不振、神经衰弱、过度疲劳、失血、贫血、产后血晕、吐血、衄血等血症。

【妇科验方】妇女血崩:三七研细粉,每次 5 g,白酒调服。

三白草

【黎族名】三白草

【别名】塘边藕、白花莲、五路白叶。

【性味】甘、辛,寒。

【功能主治】清热解毒,利尿消肿。治疗尿路感染、肾炎水肿、带下、疮肿毒、皮肤湿疹。

【妇科验方】妇女带下:三白草鲜茎根、猪瘦肉各 60 g,每日 1 剂,水煎服;或三白草、紫茉莉根各 30 g,鸡冠花 15 g,每日 1 剂,水煎服。

三角梅

【黎族名】三角梅

【别名】九重葛、三叶梅、三角花、簕杜鹃、叶子花、叶子梅、纸花、宝巾花、南美紫茉莉等。

【性味】性寒,味苦。

【功能主治】活血调经,化湿止带。治疗跌打损伤、血瘀经闭、月经不调、赤白带下。

【妇科验方】月经不调:三角梅叶花、鸡冠花各 15 g,每日 1 剂,水煎服。

土人参

【黎族名】土人参

【别名】栌兰、水人参、假人参、参草、土高丽参、红参、紫人参、煮饭花、力参、波世兰、土洋参、福参、申时花等。

【性味】根、叶入药。根：甘，淡，平。叶：辛，湿，平，无毒。

【功能主治】根：补气润肺，止咳，调经。主气虚乏倦、食少、月经不调、带下、产妇乳汁不足。叶：通乳汁，消肿毒。主乳汁不足。

【妇科验方】乳汁稀少：鲜土人参叶 15～30 g，用油炒当菜食，或者每日 1 剂，水煎服。月经不调：鲜土人参根 30～60 g，每日 1 剂，水煎服。

土荆芥

【黎族名】雅圣岸

【别名】鹅脚草、野荆芥、臭草、杀虫草、鸭脚草。

【性味】辛、苦，微温。

【功能主治】健胃，通经，杀虫。治疗钩虫病、蛔虫病等体内寄生虫，对风湿性关节炎、毒蛇咬伤、皮炎也有效。

【妇科验方】子宫脱垂：鲜土荆芥 15 g，每日 1 剂，水煎服。

土党参

【黎族名】土党参

【别名】金钱豹、桂党参。

【性味】甘，平。

【功能主治】健脾益气，补肺止咳，下乳。治疗虚劳内伤、气虚乏力、白带异常、乳稀少。

【妇科验方】下乳汁：土党参 50 g，黄芪 10 g，党参 10 g，当归 10 g，炖鸡服。白带异常（气虚证）：土党参 15 g，白背叶根 15 g，海螵蛸 24 g，刺苋菜根 50 g，每日 1 剂，水煎服。

土蜜树

【黎族名】土蜜树

【别名】逼迫子、猪牙木。

【性味】淡、微苦,平。

【功能主治】安神调经,清热解毒。治疗神经衰弱、月经不调等。

【妇科验方】月经不调:根皮 25～50 g,每日 1 剂,水煎服。

 大血藤

【黎族名】麦奋隆

【别名】红皮藤、大活血、红藤。

【性味】苦、涩,平。

【功能主治】清热解毒,活血,祛风。治疗胃肠腹痛、闭经腹痛、风湿痹痛、跌打肿痛。

【妇科验方】痛经:大血藤 20 g,川楝子、延胡索、制香附各 9 g,每日 1 剂,水煎服。

山兰

【黎族名】喃顿

【别名】山稻、坡稻。

【性味】甘,平。

【功能主治】健脾开胃,止汗生津,利尿。用于小儿消化不良、腹胀、盗汗、口渴、尿短、痛经、妇女恶露。

【妇科验方】痛经:山兰根 30 g,野芭蕉根 30 g,红糖适量,每日 1 剂,水煎服。

山芝麻

【黎族名】雅威开

【别名】山油麻、大山麻、时称麻、坡油麻、狗屎树。

【功能主治】解表清热,消肿解毒,明目。民间常用于治疗感冒、高热、扁桃体炎、咽喉炎、肝炎、腮腺炎、麻疹、疟疾等,外用治疗蛇伤、外伤出血、痔疮、肿痛、疔疮。

【妇科验方】乳痈:山芝麻鲜品 30 g,捣烂外敷。

🌿 山鸡椒

【黎族名】山鸡椒

【别名】木姜子、山苍子、山苍树、山姜子、山番椒、山胡椒、荜澄茄。

【性味】辛、苦,温。

【功能主治】祛风散寒,理气止痛。根:用于脘腹冷痛、寒疝腹痛。叶:外用治痈疖肿痛、乳腺炎。

【妇科验方】腹痛(虚寒型):山苍子根 50 g,大枣 15 g,每日 1 剂,水煎服。乳腺炎:鲜山苍子叶适量,与海米水共捣,外敷患处。

🌿 山药

【黎族名】枚温隆

【别名】薯蓣、土薯、山薯、怀山药、淮山、白山药。

【性味】甘,平。

【功能主治】滋养强壮,助消化,敛虚汗,止泻。主治脾虚腹泻、肺虚咳嗽、消渴、小便短频、遗精、妇女带下及慢性肠炎。

【妇科验方】带下量多:15～30 g,每日 1 剂,水煎服。

🌿 山楂

【黎族名】俄扎

【别名】山里果、山里红、酸里红、山里红果、酸枣、红果。

【性味】酸、甘,微温。

【功能主治】消食健胃,活血化瘀,收敛止痢。治疗肉积腹胀、痞满吞酸、泻痢肠风、腰痛、疝气、恶露不尽、小儿乳食停滞等。

【妇科验方】产后腹痛:山楂 30 g,香附 15 g,每日 1 剂,水煎温服。

🌿 山糯香根

【黎族名】南顿

【别名】山稻根、糯山兰。

【性味】甘,平。

【功能主治】止汗,生津。治疗小儿虚火发热、腹胀、小儿厌食、自汗、盗汗、妇女产后恶露等。

【妇科验方】妇女产后恶露不尽：山糯香根 30～60 g，每日 1 剂，水煎服。

千斤拔

【黎族名】千意凡

【别名】单根守、牛大力、土黄鸡、一条根、千斤吊、老鼠尾、大力黄、千里马。

【性味】甘、微涩，平。

【功能主治】祛风利湿，消瘀解毒。治疗风湿性关节炎、腰腿痛、腰肌劳损、跌打损伤、慢性肾炎、咳嗽、阳痿、消化不良、病后气虚、食欲不振。

【妇科验方】妇女白带：千斤拔 30 g，精猪肉 200 g，水炖服。

千层塔

【黎族名】雅风冲

【别名】蛇足石松、蛇足石杉、虱子草、蛇足草、矮罗汉。

【性味】辛，平。

【功能主治】止血，消炎，退热，除湿，祛瘀，解毒，钉虱。主治肺炎、肺痈、劳伤吐血、痔疮便血、带下、肿毒、吐血和火烫伤等症，也可用于治疗跌打损伤、肿胀、精神分裂症等疾病。对治疗早期老年痴呆症有一定疗效。

【妇科验方】白带：千层塔 20 g，白鸡冠花 20 g，艾叶 10 g，每日 1 剂，水煎服。

千屈菜

【黎族名】雅咯出

【别名】水枝柳、水柳、对叶莲。

【性味】苦，寒。

【功能主治】清热，凉血，收敛，止泻。用于治疗痢疾、崩漏、吐血、瘀血经闭、外伤出血、疮疡溃烂等。

【妇科验方】瘀血经闭：千屈菜 20 g，红花 9 g，酒水对半煮服。

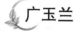
广玉兰

【黎族名】玉兰

【别名】洋玉兰、荷花玉兰。

【性味】淡,温。

【功能主治】明目安神,收敛止泻。用于治疗妊娠呕吐、腹泻、高血压、偏头痛、头晕失眠。

【妇科验方】妊娠呕吐:荷花玉兰花叶 10 g,生姜 2 片,每日 1 剂,水煎服。

广寄生

【黎族名】匡鲁杆

【别名】桑寄生、桃树寄生、寄生茶。

【性味】苦、甘,平。

【功能主治】祛风湿,补肝肾,强筋骨,安胎催乳。治疗腰背痛、肾气虚弱、卧冷湿地当风所得、妊娠胎动不安、心腹刺痛、漏气等,临床还用于冠心病、心绞痛、心律失常等。

【妇科验方】胎动不安:桑寄生 60 g,加水 3 碗煮成 1 碗,去渣。加艾叶 30 g(微炒粉碎),阿胶 50 g,炖服。

广藿香

【黎族名】千意呵

【别名】藿香、刺心草。

【性味】辛、甘,微温。

【功能主治】发表,和中,行气,化湿,解暑。治疗夏伤暑热、寒热头痛、腹痛、呕吐泻泄、胸闷胀满等。

【妇科验方】霉菌性阴道炎:广藿香、蛇床子各 30 g,每日 1 剂,水煎,熏洗外阴。

卫矛

【黎族名】吠

【别名】四棱树、鬼箭羽、鬼箭、六月凌、四面锋、蓖箕柴。

【性味】苦,寒。

【功能主治】行血通经,散瘀止痛。治疗经闭、产后瘀滞腹痛、风湿关节痛、虫积腹痛、漆疮。

【妇科验方】经闭:卫矛 10 g,生地黄 15 g,鸡血藤 15 g,益母草 15 g,牛膝 10 g,丹参 10 g,每日 1 剂,水煎服。

飞龙掌血

【黎族名】雅壶焘

【别名】见血飞、散血丹、大救驾、三百棒。

【性味】辛、苦,温。

【功能主治】祛风,止痛,散瘀,止血。茎主治风湿疼痛、肋间神经痛、跌打损伤、疮疖肿毒、胃痛、吐血、衄血、子宫出血、刀伤出血、闭经。根皮治疗跌打损伤、风湿性关节炎、肋间神经痛、胃痛、月经不调、痛经、闭经。外用治骨折、外伤出血。叶外用治痈疖肿毒、毒蛇咬伤。

【妇科验方】闭经:飞龙掌血、牛膝、鸡血藤各 60 g,红花 15 g,浸酒 1 周后饮用。

飞扬草

【黎族名】咪杆

【别名】乳籽草、飞相草、大飞扬、大乳汁草、节节花。

【性味】辛、酸,凉,有小毒。

【功能主治】清热解毒,利湿止痒,通乳。用于肺痈、乳痈、疔疮肿毒、牙疳、痢疾、泄泻、热淋、血尿湿疹、脚癣、皮肤瘙痒、产后少乳等症状。

【妇科验方】产后无乳:25～30 g,每日 1 剂,水煎服。乳汁不足:飞扬草、瓜子金、无根藤各适量,炖瘦猪肉食。

马利筋

【黎族名】么俗杆

【别名】莲子桂花草、金凤花。

【性味】辛、苦。

【功能主治】消肿止痛,活血止血。主治乳腺炎、痈疖、痛经,外用主治骨折、刀伤、湿疹、顽癣。

【妇科验方】乳腺炎：马利筋根 15 g，每日 1 剂，水煎服。

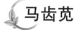 马齿苋

【黎族名】雅威难

【别名】猪肥菜、长命菜、五行草。

【性味】酸，寒。

【功能主治】解毒，消炎，利尿。治疗急性肾炎、肝炎、关节炎、尿道感染、痛经、寄生虫病等。

【妇科验方】妇女赤白带下：鲜马齿苋汁 100 g，鸡蛋清 75 g，放入碗中，加半杯水搅匀，蒸熟，睡前服。

马槟榔

【黎族名】赛番

【别名】马槟榔、屈头鸡、缒果藤。

【性味】微涩、果肉甜。

【功能主治】清热，解毒，利尿。治疗伤寒热疮、肿毒、避孕、催产、解酒、骨折、咽喉肿痛等。

【妇科验方】黎族妇女临产时，嚼种子数枚，难产立解，恶水自下。常嚼种子，治疗不孕不育症。

马鞭草

【黎族名】出教族

【别名】白马草、铁马草。

【性味】苦，凉。

【功能主治】散瘀，截疟，解毒，利水消肿。用于癥瘕积聚、闭经痛经、疟疾、咽喉肿痛、感冒发热、牙周炎、痈肿、水肿、热淋等症。

【妇科验方】痛经：马鞭草 30 g，香附、益母草各 15 g，每日 1 剂，水煮服。霉菌性阴道炎：马鞭草 100 g，水煮坐浴或冲洗阴道。

四 画

井栏边草

【黎族名】雅岗乌哦、雅论岗、雅科焞

【性味】淡、微苦,寒。

【功能主治】清热利湿,凉血止血,消肿解毒。主治痢疾、泄泻、淋浊、带下、黄疸、疔疮肿毒、淋巴结核、腮腺炎、乳腺炎、高热抽搐、蛇虫咬伤、吐血、衄血、尿血、便血、外伤出血。

【妇科验方】妇科炎症:30～60 g,每日 1 剂,水煎服。

木贼

【黎族名】木贼

【别名】笔管草、笔筒草、节骨草。

【性味】甘、苦,平,无毒。

【功能主治】疏风清热,凉血止血。主妇人月水不断、脱肛。

【妇科验方】治胎动不安、久婚不孕、尿路感染等:25 g,水煎温服,一日一服。气血虚者慎服。

木蝴蝶

【黎族名】赛杠咣

【别名】千张纸。

【性味】甘,平,凉。

【功能主治】利咽润肺止咳,疏肝和胃,敛疮生肌。治疗咽痛喉痹、声音嘶哑、咳嗽、肝炎、胃痛、疮疡久溃不敛、浸淫疮。

【妇科验方】胎动不安:根皮 6～9 g,每日 1 剂,炖猪骨服用。

五指毛桃

【黎族名】千哥墩

【别名】粗叶榕、佛掌榕、五爪龙、南芪。

【性味】甘、微苦,温。

【功能主治】祛风利湿,活血祛瘀。主治风湿骨痛、闭经、产后瘀血腹痛、白带、睾丸炎、跌打损伤。

【妇科验方】产后无乳:五指毛桃 60 g,猪脚 1 只,文火炖服。

 ## 牛膝

【黎族名】雅万把

【别名】对节草、倒扣草、倒钩草、牛鞭草。

【性味】涩、微苦。

【功能主治】清热解毒,消炎化石,强筋健骨。治疗感冒发热、跌打损伤、关节疼痛、狗咬伤、痛经、结石病等病,并能预防疟疾。

【妇科验方】闭经:牛膝 10 g,红花 6 g,鸡血藤 30 g,王不留行 10 g,每日 1 剂,水煎服。孕妇慎用。

乌饭树

【黎族名】雅各族

【别名】乌饭叶、苞越橘、谷粒米、越橘、沙莲子、十月乌、大叶乌饭、米饭花。

【性味】甘、淡,微寒。

【功能主治】强筋骨,益气力,固精。用于治疗风湿骨痛、手脚麻木、头晕眼花、产妇虚弱、腰酸膝软、阳痿早泄。

【妇科验方】产妇虚弱、腰酸膝软:果实、根皮入药,20~30 g,浸酒适量服,或配方煎水服用。

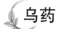 ## 乌药

【黎族名】雅欧

【别名】土木香、矮樟、矮樟根、铜钱柴、鲫鱼姜、鸡骨香、白叶柴。

【性味】辛,温。

【功能主治】顺气止痛,温肾散寒。治疗胸腹胀痛、气逆喘急、膀胱虚冷、遗尿尿频、疝气、痛经、中风瘫痪等。

【妇科验方】房事后不适:人参、沉香、乌药各等份,磨粉温水送服。产后

头痛：川芎、乌药等份，为末，每服 10 g。产后腹痛：乌药、杜当归，为末，黄酒调下。

凤仙花

【黎族】雅兮得

【别名】指甲花、急性子、女儿花、凤仙透骨草。

【性味】苦、辛，平。茎：苦、辛，温，小毒；花：甘、苦，微温；种子：辛、苦，温，小毒。

【功能主治】祛风除湿，活血止痛，解毒杀虫。主腰胁疼痛、妇女闭经腹痛、产后瘀血未尽、白带。

【妇科验方】妇女闭经腹痛，产后瘀血未净，白带：凤仙花 30 g，胡子鱼 50 g，每日 1 剂，水煎服。

方梗宽筋藤

【黎族名】麦伐隆

【别名】青根藤、软根藤、松根藤、砍不死、天地生须。

【性味】酸、辛，平。

【功能主治】祛风湿，舒筋活血。治疗风湿痹痛、半身麻木、腰肌劳损、跌打损伤、产后虚弱等。

【妇科验方】乳腺炎：宽筋藤鲜茎、叶捣烂外敷。

火刺木

【黎族名】万岱

【别名】救军粮、赤果、纯阳子、火把果、红子、救兵粮、水沙子、豆金娘、小红子。

【性味】甘、酸，平。

【功能主治】果：消积止痢，活血止血。治疗消化不良、肠炎、痢疾、小儿疳积、崩漏、白带异常、产后腹痛。根：清热凉血。治疗肝炎、跌打损伤、筋骨疼痛、腰痛、崩漏、白带异常、月经不调、吐血、便血。

【妇科验方】崩漏、白带异常、产后腹痛：火刺木果 50 g，每日 1 剂，水煎服。崩漏、白带异常、月经不调由血热引起：火棘木根 30 g，每日 1 剂，水煎服。

🌿 火炭母

【黎族名】雅芒羊

【别名】赤地利、白饭草、五毒草。

【性味】酸、甘,平。

【功能主治】清热解毒,消炎止痛。治疗蛇、犬、虫咬伤、痢疾、肠炎、消化不良、肝炎、感冒、扁桃体炎、咽喉炎、白喉、肺结核、百日咳、角膜薄翳、霉菌性阴道炎、带下、乳腺炎、小儿脓疱疹等。民间常用于刀伤药。

【妇科验方】带下:全草入药,20～30 g,每日 1 剂,水煎服。

🌿 巴戟天

【黎族名】麦雅能

【别名】鸡肠风、巴戟、三角藤、巴戟肉、猫肠筋、兔儿肠。

【性味】辛、甘,温。

【功能主治】补肾壮阳,强筋骨,祛风湿。治疗肾虚阳痿、小腹冷痛、遗精滑泄、遗尿失禁、子宫虚冷不孕、月经不调、风寒湿痹、腰膝酸痛、风湿脚气等症。

【妇科验方】月经不调:巴戟天 30 g,高良姜 300 g,为末,水送服。小便失禁:益智仁、巴戟为末,酒煮成糊,为丸吞服。

五　画

🌿 玉叶金花

【黎族名】塞岗个、琳浪

【性味】甘、淡,凉。

【功能主治】清热解暑,凉血解毒。用于子宫出血、妇女带下。

【妇科验方】月经过多、带下量多:玉叶金花根 15 g,每日 1 剂,水煎服。

🌿 玉簪

【黎族名】咦萨

【别名】白鹤花、玉泡花、白玉簪。

【性味】甘,平。

【功能主治】消肿解毒,清咽利尿,通经止血。治疗咽喉肿痛、痛经、痈疽、瘰疬、吐血、骨鲠、烧伤。外用治疗乳腺炎、中耳炎、疮痈肿毒、溃疡等。

【妇科验方】崩漏、白带异常:玉簪根 100 g,炖肉吃。乳痈初起:玉簪花根捣酒服,药渣外敷。

艾叶

【黎族名】艾蓓

【别名】艾草、五月艾、香艾、黄艾。

【性味】辛、苦,温,无毒。

【功能主治】温经止血,散寒止痛。治疗月经不调、痛经、宫寒不孕、胎动不安、心腹冷痛、吐血、衄血、咯血、便血、崩漏、妊娠下血、泄泻久痢、带下、湿疹、疥癣、痈肿、痔疮。

【妇科验方】白带:艾叶煎汤去渣,鸡蛋 2 个,放入汤服用,连服 5 日。胎动不安,或下血不止:艾叶适量填塞光鸡腹腔,加酒 4 mL,炖服。

石仙桃

【黎族名】雅干亲

【别名】石上莲、石橄榄。

【性味】苦,涩。

【功能主治】养阴润肺,清热解毒,利湿,消瘀。治疗眩晕、头痛、咳嗽、吐血、梦遗、痢疾、带下异常、疳积、疝气、颈淋巴结核、肠胃炎、消化不良、跌打损伤、关节炎、外伤出血等症。

【妇科验方】带下异常:全草入药,10~20 g,每日 1 剂,水煎服。

石蒜

【黎族名】呻吮

【别名】龙爪花、蟑螂花。

【性味】辛,温。

【功能主治】解毒,祛痰,利尿,催吐,杀虫。主治咽喉肿痛、痈肿疮毒、瘰病、肾炎水肿、毒蛇咬伤等。

【妇科验方】产后脱肛：石蒜 5～10 g,加水 3 碗煎成一碗半,去渣,熏洗患处。

平卧菊三七

【黎族名】雅欤、雅赞欤、岗送勒哦

【性味】甘、淡,寒。

【功能主治】清热解毒,舒筋接骨,凉血止血。用于支气管肺炎、小儿高热、百日咳、目赤肿痛、风湿关节痛、崩漏;外用治跌打损伤、骨折、外伤出血、乳腺炎、疮疡疔肿、烧烫伤。

【妇科验方】崩漏:全草入药,10～15 g,每日 1 剂,水煎服,或浸酒适量服。

田基黄

【黎族名】答兑杆

【别名】黄花草、荔枝草、地耳草、七寸金、虎耳草、雀舌草、田边菊、土防风。

【性味】苦、甘,凉。

【功能主治】清热利湿,消肿解毒。治疗传染性肝炎、感冒发热、毒蛇咬伤、泻痢、小儿惊风、疳积。

【妇科验方】产后腹痛:田基黄 30 g,红花 6 g,姜 3 g,炒热剁碎拌饭吃。

生姜

【黎族名】哼

【别名】姜、姜根、辣姜。

【性味】辛,微温。

【功能主治】解毒开胃,止呕止吐。治疗伤寒头痛、鼻塞、咳逆上气。

【妇科验方】痛经:生姜适量,加红糖煮水温服。

仙人掌

【黎族名】胖方嘎

【别名】仙巴掌、霸王树。

【**性味**】苦,寒。

【**功能主治**】行气活血,清热解毒,消肿止痛,健脾止泻,安神利尿。

【**妇科验方**】乳腺炎:仙人掌、蒲公英(鲜品)捣碎,调敷患处,每日 2 次。

仙茅

【**黎族名**】雅笋

【**别名**】海南参、地棕、独茅、山党参、仙茅参、茅爪子、婆罗门参。

【**性味**】辛,热。

【**功能主治**】温肾壮阳,祛寒湿,行血消肿。主治阳痿精冷、小便失禁、脘腹冷痛、腰膝酸软、筋骨软弱、下肢拘挛、妇女更年期综合征。

【**妇科验方**】妇女更年期:仙茅 15 g,当归 10 g,淫羊藿 10 g,巴戟天 9 g,知母 6 g,黄柏 6 g,每日 1 剂,水煎服。

白子草

【**黎族名**】雅开寨

【**别名**】鸡菜、猪食菜。

【**性味**】涩、微苦。

【**功能主治**】消炎止痛。治疗扁桃体炎、咽喉肿痛、牙周炎,亦可治血崩。

【**妇科验方**】血崩:全草药用,20～30 g,配方每日 1 剂,水煎服。

白车轴草

【**黎族名**】雅尔布杆

【**别名**】金花草、白三叶、白花三叶草、白三草、三消草、螃蟹花、车轴草。

【**性味**】微甘,平。

【**功能主治**】清热凉血,安神宁心,镇痛,祛痰止咳。治疗感冒、癫痫、痔疮出血、硬结肿块、外伤出血。

【**妇科验方**】乳腺炎:白车轴草(鲜品)适量,捣烂外敷。

白毛蛇

【**黎族名**】白毛蛇

【**别名**】石祈蛇、老龙骨。

【性味】微甘、苦,平。

【功能主治】祛风散湿,凉血止痛。治疗风湿骨痛、跌打损伤、血尿、痔疮、吐血、便血。

【妇科验方】崩漏、白带异常:白毛蛇 15～30 g,炒黑碾末,酒冲服。

白花丹

【黎族名】雅变布

【别名】一见消、白雪花、假茉莉、总管、火灵丹。

【性味】辛、苦、涩,凉,有毒。

【功能主治】祛风止痛,清热,消肿散瘀。治疗胃病、风湿关节疼痛、目赤肿痛、血瘀经痛、跌打损伤、肿痛、恶疮、疥癣。黎族民间用来治疗白血病。

【妇科验方】血瘀闭经:白花丹干根 30 g,瘦猪肉 60 g,每日 1 剂,水煎服。

白饭树

【黎族名】改谬、玻欧雅韧、巴兴、拱达

【性味】苦、微涩,凉,有小毒。

【功能主治】治疗乳腺癌。

【妇科验方】乳腺癌:叶子 10～30 g,水煮服用,或外用适量热敷患处。

白苞蒿

【黎族名】雅耶步

【别名】甜菜子、野芹菜、白花艾、鸭脚菜、土三七、肺痨草、野红芹菜。

【性味】甘、微苦,平。

【功能主治】清热,解毒,止咳,消炎,活血,散瘀,通经。治疗慢性肝炎、肝硬化、水肿、带下病、月经不调、不孕、跌打肿痛、腹胀、疝气。

【妇科验方】血崩:白苞蒿嫩叶 30 g,炒熟碾成粉末,米汤送服。月经不调:白苞蒿 15 g,鸡血藤 15 g,鸡蛋 1 个,红糖适量,酒水煮服。

白背叶

【黎族名】雅布拉龙

【别名】野桐、叶下白、白背木、白背娘、白朴树、白面风、白鹤叶。

【性味】辛,温。

【功能主治】清热利湿,解毒止血,止痛。治疗肠炎腹泻、慢性肝炎、肝腹水、子宫脱垂、脱肛、脾脏肿大、跌打损伤等。

【妇科验方】子宫脱垂、脱肛:根 30 g,煮猪大肠头,每日 1 剂,水煎服;叶 60 g,煮水熏洗或坐浴。白带异常:白背叶 15 g,白鸡冠花 9 g,煮水酒冲服。

白粉藤

【黎族名】当大灯

【别名】毛叶白粉藤、葫芦叶、粗壳藤。

【功能主治】消肿,拔毒,止痛。外敷治深肌脓肿、刀弹外伤、丹毒、痈疮、无名肿痛。黎族民间出门常用来避邪。

【妇科验方】产后气虚:白粉藤鲜品适量去皮,捣烂,或 10 g 煮粥服用。

白蟾花

【黎族名】把诸玫

【别名】栀子花、山栀花、野桂花、雀舌花、玉瓯花。

【性味】苦,凉。

【功能主治】清热利尿,凉血解毒。治疗黄疸、血淋痛涩、目红肿痛、火毒疮、降血压等。果:凉血,止血。主治热病高烧、心烦不眠、实火牙痛、口舌生疮、鼻出血、吐血、眼结膜炎、疮疡肿毒、传染性肝炎、蚕豆病、尿血;外用治外伤出血、扭挫伤。根:主治传染性肝炎、跌打损伤、风火牙痛。

【妇科验方】妇女产后不适:白蟾花 15 g,艾叶 9 g,煮水加红糖,适量服。

冬瓜

【黎族名】卜

【别名】白瓜、水芝、地芝、枕瓜、濮瓜、白冬瓜、东瓜。

【性味】甘、淡,凉。

【功能主治】利尿消肿,清热,止渴,解毒,减肥。治疗肺热咳嗽、水肿胀满、暑热烦闷、泻痢、痔疮、哮喘、糖尿病、肾炎浮肿、鱼蟹中毒。

【妇科验方】妊娠高血压:用鲜冬瓜皮 20～50 g,水煎代茶饮。

兰香草

【黎族名】杆巢族

【别名】宝塔花、山薄荷、独脚球、蓝花草、酒药草。

【性味】辛,温。

【功能主治】疏风解表,祛寒除湿,散瘀止痛。用于上呼吸道感染、百日咳、支气管炎、胃肠炎、风湿关节痛、产后瘀血腹痛、跌打肿痛、毒蛇咬伤、湿疹、皮肤瘙痒。

【妇科验方】崩漏、白带、月经不调:兰香草根 15 g,每日 1 剂,水煎服。

丝瓜

【黎族名】柄

【别名】胜瓜、菜瓜、水瓜。

【性味】甘,凉。

【功能主治】通经活络,清热解毒,利尿消肿,止血。主治胸胁胀痛、风湿痹痛、筋脉拘挛、女子经闭、乳汁不通、痰热咳嗽、热毒痈肿、痔漏、水肿、小便不利、便血、崩漏。

【妇科验方】乳少不通:丝瓜络 30 g,无花果 60 g,炖猪蹄或猪肉服。崩漏:丝瓜络、棕榈各 300 g,烧成炭,温水送服。

六　画

地宝兰

【黎族名】雅返那

【别名】见血清、羊耳蒜、岩芋、黑兰、矮胖儿、肉蟑蟹。

【性味】辛,甘,平,无毒。

【功能主治】叶:清热凉血,理气利湿。治疗肺结核、肺痈、咯血久咳。根:顺气和血,利湿消肿。治疗咳嗽吐血、肠风下血、白带过多、痈疽肿毒、跌打损伤等。

【妇科验方】白带过多:地宝兰根 50 g,天门冬 30 g,百合 30 g,土鸡 1 只,水炖服。

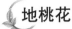 地桃花

【黎族名】杆失媚

【别名】刀伤花、肖梵天花、田芙蓉、厚皮菜、野鸡花、半边月。

【性味】甘、淡,凉。

【功能主治】祛风活血,清热利湿,解毒消肿。根:用于风湿关节痛、感冒、疟疾、肠炎、痢疾、小儿消化不良、白带。全草:外用治跌打损伤、骨折、毒蛇咬伤、乳腺炎。

【妇科验方】白带过多,色黄:地桃花根 30 g,每日 1 剂,水煎服。

地黄

【黎族名】嘀黄

【别名】生地黄、怀庆地黄、小鸡喝酒。

【性味】甘、苦,凉。

【功能主治】滋阴补肾,强心利尿,解热消炎,养血补血,凉血。治疗腰膝酸软、骨蒸潮热、盗汗遗精、内热消渴、血虚萎黄、心悸怔忡、月经不调、崩漏下血、眩晕、耳鸣、须发早白;发斑发疹、吐血、衄血、咽喉肿痛。

【妇科验方】月经不调、崩漏下血出现腰膝酸软、骨蒸潮热者:鲜地黄 12～30 g,或生地黄、熟地黄各 9～15 g,每日 1 剂,水煎服。

地菍

【黎族名】娥开挺

【别名】山石榴、猪姆草、暴牙狼、罐罐草。

【性味】甘、涩,凉。

【功能主治】清热解毒,活血止血。主痛经、产后腹痛、子宫出血。

【妇科验方】痛经、产后腹痛、子宫出血:全草或根入药,15～30 g,每日 1 剂,水煎服,鲜品用量加倍,或鲜品捣汁。

地榆

【黎族名】地榆

【**别名**】黄瓜香、山地瓜、猪人参、血箭草。

【**性味**】苦,微寒。

【**功能主治**】止血凉血,清热解毒,收敛止泻,抑制肿瘤。治疗吐血、血痢、烧灼伤、湿疹、上消化道出血、溃疡病大出血、便血、崩漏、结核性脓疡及慢性骨髓炎等。

【**妇科验方**】血崩:地榆 20 g,黄芩 15 g,白芍 15 g,生地黄 15 g,白茅根 15 g,旱莲草 30 g,每日 1 剂,水煎服。

 芒草

【**黎族名**】柴哥

【**别名**】白芒、芒骨、芭芒。

【**性味**】甘,平。

【**功能主治**】活血通经,利尿止渴,调气补肾。治疗月经不调、半身不遂、小便不利、热病口渴、妊娠浮肿呕吐、阳痿。

【**妇科验方**】乳肿不消:芒草嫩茎、小豆,等分为末,加酒少许,每日 1 剂,水煎服。妊娠呕吐:芒草根 30 g,生姜适量,每日 1 剂,水煎服。

西潘莲

【**黎族名**】待湾林

【**别名**】转心莲、西洋鞠。

【**性味**】苦,温。

【**功能主治**】活血,止痛。主失眠、痛经。

【**妇科验方**】痛经:西番莲茎叶 20 g,每日 1 剂,水煎服。失眠:西番莲果 20 g,豨莶草 20 g,每日 1 剂,水煎服。

百香果

【**黎族名**】叁吽嗨

【**别名**】鸡蛋果、番莲果、转枝莲。

【**性味**】甘、酸,平。

【**功能主治**】清肺润燥,安神止痛,和血止痢。主咳嗽、咽干、声嘶、大便秘结、心慌、焦虑失眠、痛经、关节痛、痢疾。

113

【妇科验方】痛经:鸡蛋果 1～2 个,白薇根 10 g,浸酒适量服。

光叶密花豆

【黎族名】麦给啰
【别名】鸡血藤、网络崖豆藤、老荆藤。
【性味】苦、微甘,温。
【功能主治】舒筋活血。主月经不调。
【妇科验方】月经不调、痛经、闭经:茎藤 60 g,与老母鸡炖服。

当归藤

【黎族名】雅甘茋
【别名】大力王、虎尾草、千里香、土当归、保胎藤。
【性味】平,温。
【功能主治】通经活血,补虚痨,强筋骨,益精壮阳。主治月经不调、闭经、贫血、白带、跌打损伤、骨折、胃痛等症。
【妇科验方】月经不调、闭经、贫血、带下过少:根、藤入药,10 g,每日 1 剂,水煎服。

吊竹梅

【黎族名】欧攀、雅帕腊、雅抱代
【性味】甘,寒。
【功能主治】解热,益阴,止血,疗带。治咳嗽吐血、淋病、白带、痢疾、痈毒。
【妇科验方】淋病:鲜吊竹梅 100～150 g,酌加水煎成 1 碗,饭前服,每日 2 次。白带:鲜吊竹梅 100～150 g,冰糖 50 g,酌加水煎成半碗,饭前服,每日 2 次。

朱槿

【黎族名】雅倘噜
【别名】大红花、扶桑、佛桑、桑模、状元红、中国蔷薇。
【性味】甘,平,无毒。

【功能主治】花：凉血，解毒，利尿，消肿，清肺，化痰。治疗急性结膜炎、尿路感染、鼻出血、月经不调、肺热咳嗽、腮腺炎、乳腺炎、关节炎等。

【妇科验方】月经不调：木槿叶鲜品 50 g，切碎，黄酒炒熟食用。

血见愁

【黎族名】千意杆

【别名】山藿香、贼子草。

【性味】苦、辛，凉。

【功能主治】凉血止血，散瘀消肿，解毒止痛。治疗吐血、便血、产后瘀血等。

【妇科验方】产后瘀血：全草入药，10～20 g，每日 1 剂，水煎服。

血风藤

【黎族名】笔菇

【别名】血风根、青筋藤、扁果藤。

【性味】涩、微甘。

【功能主治】补气补血，舒筋活络。主治月经不调、风湿筋骨痛、四肢麻木和跌打损伤等症。

【妇科验方】乳腺炎、无名肿痛：血风藤鲜品，茎、叶捣烂外敷患处。

向日葵

【黎族名】向日花

【性味】甘，平，无毒。

【功能主治】平肝祛风，清湿热，消滞气。

【妇科验方】痛经：葵子盘（干品）30～60 g，水煎后加红糖适量，每日 2 次，分服。妇女白带：向日葵茎连白髓 15～30 g，水煎沸 5 分钟，每日 2 次，分服。乳腺炎：葵花烧炭存性，研细，以麻油调涂于患处，另用鲜花 60 g，以酒、水煎服。

闭鞘姜

【黎族名】黄姜

【别名】广商陆、樟柳头、水蕉花。

【性味】辛、酸、微寒，有小毒。

【功能主治】利水拔毒。内服治水肿，外洗治疮疖。

【妇科验方】功能性子宫出血：闭鞘姜根鲜品 120 g，瘦猪肉适量，文火炖服。

阴香

【黎族名】簸过狗

【别名】野桂树、小桂皮、山肉桂、山玉桂。

【性味】辛、甘，温。

【功能主治】温中止痛，祛风散寒，解毒消肿，止血。

【妇科验方】妇女白带多：树皮鲜品 15～20 g，每日 1 剂，水煎服。

红血藤

【黎族名】文踏

【别名】中华密花豆、血格龙。

【性味】甘，温。

【功能主治】行血补血，舒经活络。主治血虚经闭、月经不调、痛经等。

【妇科验方】血虚经闭、月经不调、痛经：鲜品茎藤 12～18 g，每日 1 剂，水煎服，或单味泡酒饮用。

红豆杉

【黎族名】吽赛万

【别名】扁柏、红豆树、紫杉。

【性味】淡，平。

【功能主治】利尿消肿，温肾通经，抗癌。治疗肾脏病、糖尿病、肾炎浮肿、小便不利、淋病、月经不调、产后瘀血、痛经及各类肿瘤等。

【妇科验方】淋病、月经不调、产后瘀血、痛经及各类妇科肿瘤：叶、皮入药 10 g，鲜品 30 g，每日 1 剂，水煎服。

红桑

【黎族名】赛卜

【别名】铁苋菜、血见愁、海蚌念珠、叶里藏珠。

【性味】辛、苦,凉。

【功能主治】清热消肿,止血活血。用于治疗跌打损伤肿痛、烧烫伤、痈肿疮毒、月经不调、崩漏、肺结核咯血、衄血、尿血、疮痈肿毒。

【妇科验方】月经不调:红桑(鲜品)50 g,每日 1 剂,水煎服。

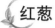 红葱

【黎族名】丛杆

【别名】楼子葱、小红葱。

【性味】苦,凉。

【功能主治】清热解毒,散瘀消肿,止血。治疗风湿性心脏病、心力交瘁、心慌、关节炎、跌打肿痛、疮毒、吐血、咯血、痢疾、闭经腹痛、流鼻血等。

【妇科验方】闭经腹痛:红葱(鲜品)全草 50 g,冰糖适量,每日 1 剂,水煎服。

七　画

 走马胎

【黎族名】雅轮

【别名】走马风、大发药、山鼠、山猪药。

【性味】辛,苦。

【功能主治】活血,祛风湿,生肌化脓。主治产后血瘀、跌打损伤、关节疼痛,孕妇忌服。

【妇科验方】产后血瘀:根、皮入药,10~20 g,每日 1 剂,水煎服。

 赤豆

【黎族名】厘哥饶

【别名】红赤豆、红小豆、红赤小豆、红豆。

【性味】甘、酸,平。

【功能主治】补中益气,强壮身体,利水消肿,解毒排脓。治疗水肿胀满、脚气浮肿、风湿热痹、黄疸尿赤、痈肿疮毒、肠痈腹痛。

【妇科验方】通乳:赤豆 250 g,煮粥食用。产后恶露:赤豆微炒,水煎 15～50 g,代茶饮服。

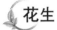 花生

【黎族名】捞屏

【别名】落生、番豆、落花生、泥豆、地豆等。

【性味】甘,平。

【功能主治】扶正补虚,悦脾和胃,润肺化痰,滋养补气,清咽止痒,利水消肿,止血生乳。治诸血,滋润皮肤,防治动脉硬化、高血压和冠心病。

【妇科验方】产后体弱、乳汁不足:花生适量,木通 5 g,猪前蹄 1 只,炖服。

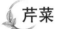 芹菜

【黎族名】雅固族

【别名】西芹、水芹、旱芹。

【性味】甘,凉。

【功能主治】清热,利尿,降压,祛脂。水煎饮服或捣汁外敷,治疗早期高血压、高血脂、支气管炎、肺结核、咳嗽、头痛、失眠、经血过多、功能性子宫出血、小便不利、肺胃积热、小儿麻疹、痄腮等症。

【妇科验方】月经过多:芹菜 60 g,金针菜 30 g,加水一碗半,煮成大半碗服用。

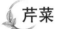 芡实

【黎族名】泵

【别名】假莲藕、刺莲藕、鸡头米、鸡头莲、鸡头荷、鬼莲。

【性味】甘、涩,平。

【功能主治】补脾止泻,益精固精,除湿止带。

【妇科验方】产妇贫血:芡实 60 g,红枣 10 g,桂圆 30 g,加入适量红糖水煮服。

苎麻

【黎族名】看丢

【别名】野麻、野苎麻、苎仔、青麻、白麻。

【性味】甘,寒。

【功能主治】清热利尿,安胎止血,解毒。用于感冒发热、麻疹高烧、尿路感染、肾炎水肿、孕妇腹痛、胎动不安、先兆流产、跌打损伤、骨折、疮疡肿痛、出血性疾病。叶为止血剂,治创伤出血;根、叶并用治急性淋浊、尿道炎出血等症。

【妇科验方】习惯性流产:苎麻干根 30 g,莲子、淮山药各 15 g,每日 1 剂,水煎服。

苏木

【黎族名】喃喃赛

【别名】苏枋、苏方木、赤木、红柴、棕木。

【性味】辛、咸,平。

【功能主治】行血破瘀,消肿止痛。治妇女血气心腹痛、闭经、产后瘀血胀痛喘急、痢疾、破伤风、痈肿、跌打损伤作痛。

【妇科验方】妇人月水不通:苏木 100 g,3 碗水煮剩 1 碗,去渣,加大黄末 10 g,熬成膏,空心黄酒送服。产后胸闷、气喘:苏木 100 g,荷叶 1 张,鳖鱼 1 只,水炖服。

杜仲藤

【黎族名】雅同到

【别名】土杜仲、白杜仲藤、白喉崩、九牛藤、小白皮藤、假杜仲、鸡嘴藤等。

【性味】辛、微苦,温。

【功能主治】散瘀止血,祛风除湿,消肿解毒。

【妇科验方】经闭、痛经、月经不调:杜仲藤 9~15 g,每日 1 剂,水煎服。

杜虹花

【黎族名】雅那把

【别名】板船花、三日红。

【性味】苦、涩,凉。

【功能主治】清热解毒,补肾清血,收敛止血,镇痛,散瘀消肿。可用于治疗风湿、老人手脚酸软无力、白带、喉痛、神经痛及眼疾等症,以及牙龈出血、咯血、衄血、呕血、便血、尿血、外伤出血、皮肤紫癜、肿毒、烧伤及毒蛇咬伤等。

【妇科验方】带下病:杜虹花 30 g,红糖适量,每日 1 剂,水煮服。

 豆蔻

【黎族名】抽哥刃

【别名】白蔻、豆蔻、壳蔻、扣米。

【性味】辛,温。

【功能主治】化湿行气,温中止呕。能促进胃液分泌,增进胃肠蠕动,制止肠异常发酵,祛除胃肠积气,助消化,用于食欲不振、胸闷恶心、胃腹胀痛等症。

【妇科验方】妊娠呕吐:白豆蔻 3 g,竹茹 9 g,碾末,姜汁冲服。

 连翘

【黎族名】雅秤

【别名】黄花条、连壳、青翘、落翘、黄奇丹。

【性味】苦,凉。

【功能主治】清热解毒,散结消肿,止痛。用治温热、高血压、丹毒、斑疹、痈疡肿毒、痢疾、痛经、小便淋闭等。

【妇科验方】乳痈,乳核:连翘、蒲公英、川贝母各 12 g,每日 1 剂,水煎服。

 佛手

【黎族名】赛凳

【别名】九爪木、五指橘、佛手柑。

【性味】辛、苦、甘,温,无毒。

【功能主治】理气化痰,止呕消胀,舒肝健脾。治疗老年人气管炎、哮喘、消化不良、胸腹胀闷等。

【妇科验方】白带过多:佛手 20 g,与猪小肠适量共炖,食肉饮汤。

佛手瓜

【黎族名】禅唉

【别名】安南瓜、寿瓜、丰收瓜、洋瓜、合手瓜、捧瓜、土耳瓜。

【性味】辛、苦,温。

【功能主治】疏肝解郁,理气和胃,燥湿化痰。治疗肝郁胸胁胀痛、气滞腹痛、久咳痰多、食少呕吐、胸闷作痛,有抗过敏、降血压、消炎作用。

【妇科验方】白带过多:佛手瓜干 20 g,塞入猪大肠内扎紧,放入清水中,煎至 200 mL,口服。

含笑花

【黎族名】含笑花

【别名】含笑梅、笑梅、香蕉花。

【性味】辛、苦,平。

【功能主治】行气通窍,芳香化湿,凉血解毒,护肤养颜,安神解郁。治疗失眠多梦、气滞腹痛、鼻塞、女性月经不调、经痛等症。

【妇科验方】月经不调:含笑花花蕾 5～10 g、红糖、桂圆适量,每日 1 剂,水煎服。

沙参

【黎族名】参返

【别名】南沙参、泡参、泡沙参、白参、羊乳、羊婆奶。

【性味】甘、淡,平。

【功能主治】清热养阴,润肺止咳。主治气管炎、百日咳、肺热咳嗽、咯痰黄稠。

【妇科验方】产后无乳:沙参 12 g,与猪肉适量同煎,饮汤吃肉。

灵芝

【黎族名】灵芝草

【别名】灵芝草、灵芝菇、还魂草。

【性味】甘、微苦,平。

【功能主治】滋补强身,宁心安神,镇咳平喘。治疗神经衰弱、失眠、冠心病心绞痛、高脂血症、急性传染性肝炎、肿瘤、老年慢性支气管炎、小儿支气管哮喘等。

【妇科验方】子宫癌:黄芝 30 g,海南粗榧心木 30 g,水牛角 10 g,水煎服。

鸡矢藤

【黎族名】雅造步

【别名】鸡屎藤、斑鸠饭、甜藤、白毛藤、香藤、臭屎藤。

【性味】甘、酸,平。

【功能主治】祛风活血,止痛解毒,消食导滞,除湿消肿。治疗毒虫蜇伤、风湿疼痛、气虚浮肿、头昏食少、肝脾肿大、瘰疬、肠痈、无名肿毒、跌打损伤。茎和叶可治小儿疳积、支气管炎、肺结核、咳嗽、肝炎、痢疾、风湿骨痛、毒蛇咬伤等症。

【妇科验方】妇女白带:鸡屎藤 120 g,小芭蕉头 120 g,炖鸡服。

鸡骨香

【黎族名】塞南哈

【别名】香花藤、过山香、黄牛茶、山豆根、滚地龙。

【性味】微苦、辛,温。

【功能主治】理气止痛,舒筋活络,祛风去湿。治疗胃痛、风湿痹痛、肠胃气胀、疝气、跌打扭伤、关节肿痛、黄疸、慢性肝炎。

【妇科验方】闭经:鸡骨香 15 g,每日 1 剂,水煎服。

鸡冠花

【黎族名】卞开

【别名】鸡鬃花、老来红。

【性味】甘、涩,凉。

【功能主治】收涩止血,止带止痢。用于吐血、崩漏、便血、痔疮出血、赤白带下、肠炎久痢不止、尿路感染、皮肤病、青光眼等。

【妇科验方】功能性子宫出血、白带过多:鸡冠花 12 g,白扁豆花 6 g,每日

1 剂,水煎服。

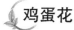

鸡蛋花

【黎族名】鸡蛋花

【别名】蛋黄花、大季花、鹿角树。

【性味】甘,凉。

【功能主治】清热解毒,利湿,止咳。用于预防中暑、肠炎、细菌性痢疾、消化不良、小儿疳积、传染性肝炎、支气管炎。

【妇科验方】乳腺炎:鸡蛋花鲜品适量,捣烂,加少量酒调均匀,外敷。

八　画

青江藤

【黎族名】B 茶

【别名】络石、石鲮。

【性味】辛、苦,平。

【功能主治】通经,利尿。主经闭、小便不利。

【妇科验方】经闭:10～20 g,每日 1 剂,水煎服。

青菜

【黎族名】把秋赛

【别名】小白菜、油菜、小油菜。

【性味】甘,平,微寒凉。

【功能主治】活血化瘀,散血消肿。用于治疗孕妇、产后瘀血腹痛、丹毒、手足疖肿、乳痈、口腔溃疡、齿龈出血、习惯性便秘等。

【妇科验方】孕妇、产后瘀血腹痛:青菜 30～50 g,艾草 10 g,生姜 10 g,鸡蛋 1 枚,红糖适量,每日 1 剂,水煎服。乳痈:青菜 20 g,蒲公英 40 g(鲜品),共捣烂外敷。

青棕

【黎族名】赛瓣咚

【别名】马氏射叶椰子。

【性味】苦、涩、平、无毒。

【功能主治】收敛止血。用于治疗吐血、衄血、便血、血淋、尿血、外伤出血、崩漏下血。

【妇科验方】血崩不止：青棕皮烧存性，20 g，空心米汤送服。

枇杷叶

【黎族名】枇杷叶

【别名】大杷叶、大伞树。

【性味】苦，微寒。

【功能主治】清肺和胃，止咳化痰，降逆止呕。治疗肺热咳嗽、痰多喘促、胃热呕逆、烦热口渴。

【妇科验方】回乳：枇杷叶 5 片，牛膝根 3 g，水煮服。

郁金

【黎族名】雅把南

【别名】毛姜黄、玉金。

【性味】辛，温。

【功能主治】健胃，镇痛，破瘀，通经。治疗寒性胃病、风寒感冒、痛经、牙痛、尿血、吐血、黄疸等。

【妇科验方】妇女病及产后恢复，止痛：10～15 g，水煎服或用大米煮饭后服。

虎舌红

【黎族名】雅阔罩

【别名】红毛毡、老虎脷、红毡、红毛针、毛地红。

【性味】辛、淡，平。

【功能主治】清热利湿，活血止血，祛腐生肌。治疗风湿跌打、外伤出血、小儿疳积、产后虚弱、月经不调、肺结核咳血、肝炎、胆囊炎等症。

【妇科验方】产后心悸、虚弱：虎舌红、玉竹各 20 g，炖肉吃。

侧柏

【黎族名】雅逢

【别名】黄柏、香柏、扁柏、扁桧、香树、香柯树。

【性味】苦、涩，寒。

【功能主治】治疗咯血、吐血、衄血、尿血、血痢、肠风下血、崩漏不止、咳嗽痰多、风湿痹痛、丹毒、痄腮、烫伤。

【妇科验方】崩漏不止：仙柏叶 10 g，茜草 10 g，每日 1 剂，水煎服。

依兰香

【黎族名】依兰香

【别名】香水树、依兰。

【性味】苦、涩。

【功能主治】活血化瘀，理气消积。叶可治疟疾、哮喘；根可治风湿痛、产后腹痛、跌打扭伤、肠胃积气和消化不良等。

【妇科验方】产后腹痛：依兰香根 30 g，生姜适量，加水、酒煮服。

金荞麦

【黎族名】麦孚

【别名】苦荞麦、天荞麦、开金锁。

【性味】微辛、涩，凉。

【功能主治】清热解毒，活血消肿，祛风除湿。主治肺痈疮毒、肺热咳喘、痢疾、风湿痹证、肺脓疡、麻疹肺炎、扁桃体周围脓肿、蛇虫咬伤、跌打损伤、癌。

【妇科验方】痛经及产后腹痛：金荞麦 50 g，加红糖，每日 1 剂，水煎服。

金雀花

【黎族名】紫喂

【别名】紫雀花。

【性味】酸、涩，温。

【功能主治】滋补强壮,活血调经,祛风利湿。治疗高血压、头晕眼花、体弱乏力、月经不调、白带、乳汁不足、小儿疳积、乳痈、风湿关节痛、跌打损伤。

【妇科验方】体弱乏力:金雀花 50 g,与猪筒骨炖服。

鱼腥草

【黎族名】鱼腥草

【别名】蕺菜、紫蕺、菹子。

【性味】辛,寒。

【功能主治】清热解毒,化痰止咳,补肾壮阳,祛风活络,健胃,利水消肿。用治感冒咳嗽、气管炎、肺炎、肺脓疡、胸膜炎、气喘、肺结核、肠炎、痢疾、尿路感染、肾炎水肿、白带、盆腔炎、小儿疳积、痔疮、无名肿毒、毒蛇咬伤、荨麻疹、稻田皮炎等。根部民间用来当凉拌菜食用。

【妇科验方】白带、盆腔炎:全草入药,9～15 g,每日 1 剂,水煎服。

夜合花

【黎族名】呗固哥

【别名】夜香木兰、江心。

【性味】辛,温。

【功能主治】安神活血,止咳止痛。主治肝郁气痛、乳房胀痛、疝气痛、癥瘕、跌打损伤、失眠、咳嗽气喘、白带过多;花有化痰止咳、止痛、安神助眠作用。

【妇科验方】白带过多:夜合根 10 g,鸡血藤 15 g,每日 1 剂,水煎服。

夜香牛

【黎族名】雅哄杆

【别名】假咸虾花、伤寒草。

【性味】辛、苦。

【功能主治】疏风散热,消肿拔毒,镇静安神。主治感冒发烧、神经衰弱、失眠、痢疾、跌打扭伤、乳腺炎、疮疖肿毒等症。

【妇科验方】乳腺炎:全草入药,10～15 g,水煎服。

卷柏

【黎族名】雅毫仁

【别名】长生草、万岁、九死还魂草、打不死、回生草。

【性味】微涩。

【功能主治】凉血,止血。主治腹痛闭经、咳血、吐血、尿血、血崩及外伤出血、下血脱肛、骨质增生等症。

【妇科验方】子宫出血:卷柏9g,艾叶6g,炒热剁碎,拌饭吃。

单叶藤橘

【黎族名】雅嫩、雅凹

【别名】藤橘、野橘、狗屎橘。

【性味】辛、微辣,寒。

【功能主治】清热解毒,止痛。根茎可治疗肝炎、肝腹水、骨瘤、皮肤恶疮、风湿病、淋巴炎、咽喉炎、坐骨神经炎、子宫发炎。

【妇科验方】子宫发炎:30～60g,煮水服用,或叶子捣烂敷患处。

降香檀(花梨)

【黎族名】塞拉婆

【别名】海南花梨、花梨母、油梨、降香。

【性味】辛,温。

【功能主治】行气活血,止痛和血。用于治疗肝硬化水肿、子宫发炎、风湿痛。其树心有香味,可做香料用,根部心材也呈褐色,供药用,为良好的镇痛剂。

【妇科验方】子宫发炎:根部入药,10g,每日1剂,水煎服。

九 画

荆芥

【黎族名】雅丢

【别名】香荆荠、线荠、四棱杆蒿、假苏。

【性味】辛、微苦,温。

【功能主治】祛风,解表,透疹,止血。治疗感冒发热、头痛、目痒、咳嗽、咽喉肿痛、痈肿、疮疥、衄血、吐血、便血、崩漏、产后血晕、麻疹透发不畅。

【妇科验方】崩漏、产后血晕:荆芥 5~10 g,每日 1 剂,水煎服。

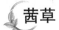 茜草

【黎族名】杆唧闷

【别名】血茜草、血见愁、蒨草、地苏木、活血丹、土丹参。

【性味】苦,寒。

【功能主治】凉血活血,祛瘀,通经。用于吐血、衄血、崩漏下血、外伤出血、经闭瘀阻、关节痹痛、跌扑肿痛。

【妇科验方】妇女经闭:茜草根 100 g,水煎后加酒适量服。

荔枝

【黎族名】屄蛋乌

【别名】荔支、红枝果、丽枝。

【性味】甘、微苦,温。

【功能主治】行气散结,祛寒消滞,止痛。用于寒疝腹痛、睾丸胀痛、疝气痛、睾丸肿痛、打嗝嗳气。

【妇科验方】痛经、产后腹痛:荔枝核、香附各 15 g,当归 10 g,每日 1 剂,水煎服。

荔枝草

【黎族名】坡荔枝

【别名】雪见草、青蛙草、癞蛤蟆草、癞肚皮。

【性味】苦、辛,凉。

【功能主治】清热解毒,凉血利尿,止痛利水,杀虫止痒。治疗咳血、吐血、尿血、崩漏、腹水、白浊、咽喉肿痛、痈肿和痔疮等。

【妇科验方】阴道炎:鲜品荔枝草 300 g,鱼腥草 150 g,煮水冲洗阴道。

荔枝核

【黎族名】参赛

【别名】荔支、红枝果、丽枝。

【性味】甘、微苦,温。

【功能主治】行气散结,祛寒消滞止痛。用于寒疝腹痛、睾丸胀痛、疝气痛、睾丸肿痛、打嗝嗳气。

【妇科验方】痛经、产后腹痛:荔枝核、香附各 15 g,当归 10 g,每日 1 剂,水煎服。

南方菟丝子

【黎族名】杆奈

【别名】无根藤、吐丝子、无娘藤、黄藤子、龙须子、萝丝子、黄网子、豆须子、缠龙子、黄丝子。

【性味】甘、辛,平。

【功能主治】补肾固精,养肝明目,止泻安胎。治疗肾虚阳痿、遗精尿频、带下、腰痛、肝肾不足、视物昏花、视力减退、脾肾虚弱、便溏腹泻、肝肾虚损、胎动不安。

【妇科验方】习惯性流产:南方菟丝子 6 g,桑寄生、续断各 9 g,猪肚 1 个,炖服。

栀子

【黎族名】雅茜仔

【别名】黄果子、山黄枝、黄栀、山栀子、水栀子、越桃、木丹、山黄栀等。

【性味】苦,寒。

【功能主治】清热,泻火,凉血。治疗热病虚烦不眠、黄疸、淋病、消渴、目赤、咽痛、吐血、衄血、血痢、尿血、热毒疮疡、扭伤肿痛。

【妇科验方】乳腺炎:山栀、蒲公英、金银花各 20 g,水煎,日分 3 次服。另取金银花藤适量,捣烂,敷患处。

枸骨

【黎族名】雅嫩

【别名】猫儿刺、老虎刺、八角刺、鸟不宿、狗骨刺、猫儿香、老鼠树。

【性味】苦,凉。

【功能主治】叶、种子:养阴清热,补益肝肾。治疗肺结核咯血、肝肾阴虚、头晕耳鸣、腰膝酸痛。根:清火,治疗骨节酸痛。枸骨子:治疗体虚低热、月经过多、白带异常、腹泻。

【妇科验方】月经过多、白带异常体虚者:9～15 g,每日 1 剂,水煎服。

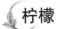 柠檬

【黎族名】柠檬

【别名】黎檬、黎朦子、宜母子、里木子、药果、檬子、梦子、宜蒙子、柠果。

【性味】酸、甘,平。

【功能主治】化痰止咳,生津,健脾。主治支气管炎、百日咳、维生素 C 缺乏症、中暑烦渴、食欲不振、怀孕妇女胃气不和、纳减、噫气等。

【妇科验方】怀孕妇女胃气不和、纳减、噫气:适量泡水服。

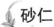 砂仁

【黎族名】勺歌冷凡

【别名】阳春砂、海南砂仁、春砂仁。

【性味】辛,温。

【功能主治】行气宽中,健胃消食,安胎。种子:用于脘腹胀痛、食欲不振、呕吐、胎动不安;果实:用于安胎祛风、止吐平气。果皮:用于孕妇孕期及产后消肿。花:用于化痰、散气。幼苗:外用可消水肿。叶:治疗支气管炎和哮喘病。

【妇科验方】妊娠呕吐:砂仁 5 g,紫苏 10 g,每日 1 剂,水煎服。

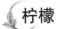 贴梗海棠

【黎族名】呗埂隆

【别名】皱皮木瓜、木瓜、川木瓜、贴梗木瓜、铁脚梨、汤木瓜、宣木瓜。

【性味】酸,温。

【功能主治】平肝舒筋,和胃化湿,祛风舒筋,活络镇痛,消肿顺气。治疗腓肠肌痉挛、吐泻腹痛、风湿关节痛、腰膝酸痛。

【妇科验方】产妇催奶：贴梗海棠 30 g,炖猪蹄服。

 钩藤

【黎族名】藁蛮痛经

【别名】大钩丁、双钩藤。

【性味】甘,凉。

【功能主治】清热平肝,熄风定惊。治疗小儿惊痫瘛疭、大人血压偏高、头晕、目眩、妇人子痫。

【妇科验方】胎动不安：钩藤、人参、当归、茯神、桑寄生各 5 g,每日 1 剂,水煎服。

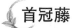 **首冠藤**

【黎族名】赛扑独

【别名】深裂叶羊蹄甲、药冠藤。

【性味】苦,平。

【功能主治】清热解毒,活血通经,消肿止痛。用于治疗产后血气痛、风湿骨痛、疗疮肿毒、喉痹症。

【妇科验方】产后血气痛：首冠藤皮或(嫩叶)10 g,益母草 15 g,姜 3 片,加少许酒炖鸡食用。

穿破石

【黎族名】千意糁

【别名】葨芝、千层皮、黄桑勒。

【性味】淡、微苦,平。

【功能主治】祛风利湿,活血通经。治疗风湿关节痛、黄疸、闭经、劳伤咳血、跌打损伤、疗疮痈肿。

【妇科验方】闭经：穿破石根 30 g,每日 1 剂,水煎服。

扁豆

【黎族名】屯扁

【别名】火镰扁豆、藤豆、沿篱豆、鹊豆、查豆、月亮菜。

【性味】甘,平。

【功能主治】脾虚有湿,体倦乏力、少食便溏,或水肿,妇女脾虚带下,暑湿为患,脾胃不和,呕吐腹泻。

【妇科验方】治赤白带下:炒黄为粉末10 g,米汤水冲服。

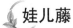 娃儿藤

【黎族名】登咚嗒

【别名】虾箱须、三十六荡、三十六根。

【性味】微辛、微苦,有小毒。

【功能主治】祛风止咳,化痰散瘀,催吐,活血通经。主治跌打损伤、四肢麻痹、哮喘、风湿、催吐、毒蛇咬伤、骨折等症。

【妇科验方】乳腺炎:鲜品根叶50 g,捣烂取汁服用,药渣外敷。

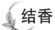 结香

【黎族名】涧屯

【别名】打结花、家香、打结树、黄瑞香、梦冬花。

【性味】辛、微苦。

【功能主治】舒筋活络,消肿止痛。治疗风湿性关节痛、腰痛、产后贫血、恶露不尽、痛经,外用治疗跌打损伤、骨折。

【妇科验方】产后虚弱:结香叶10 g,枸杞子10 g,生姜适量,塞入鸡腹中,炖服。

十　画

 莲

【黎族名】莲

【别名】莲花、荷花、水芙蓉、水芝、水芸等。

【性味】凉。

【功能主治】荷叶、莲子心:升清降浊,清暑解热,有扩张血管、解痉、降压、

降血脂的作用。主治暑热烦渴、小儿惊痫、妇人血逆昏迷、跌伤呕血、月经不调、崩漏、湿疮疥癣。莲房：消瘀止血。莲须：固肾涩精。荷梗：消暑，宽中理气。荷花：祛湿止血。藕：凉血散瘀，止渴除烦。藕节：消瘀止血，特别是治疗功能性子宫出血。

【妇科验方】妊娠漏血：荷叶 1 张，加红糖煎服，每日 2～3 次。阴肿阴痒：荷叶、浮萍、蛇床子等份，水煎洗之。

 莪术

【黎族名】雅库南

【别名】山姜黄、黑心姜。

【性味】辛、辣。

【功能主治】祛风行气，活血。主治风湿痹痛、跌打损伤、腹痛、产后瘀血和感冒等症。

【妇科验方】闭经：莪术、王不留行各 10 g，丹参、川芎各 9 g，每日 1 剂，水煎服。

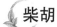 **格木**

【黎族名】赛嘎

【别名】铁木、斗登。

【性味】辛，平，有毒。

【功能主治】强心，益气活血。治疗心气不足所致气虚血瘀之证。

【妇科验方】产后恶露：格木根皮 5 g，益母草 15 g，鸡冠花 9 g，红枣适量，塞入鸡腔内，炖服。

柴胡

【黎族名】查亲

【别名】地熏、茈胡、山菜、茹草、柴草。

【性味】苦，微寒。

【功能主治】透表泻热，疏肝解郁，升举阳气。治疗肝郁气滞、胸肋胀痛、截疟、肛脱、子宫脱垂、月经不调等。

【妇科验方】月经不调或痛经：柴胡、当归各 12 g，白芍、香附、郁金各 9 g，每日 1 剂,水煎服。

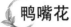 **鸭嘴花**

【黎族名】千寓轮

【别名】牛舌兰、野靛叶。

【性味】苦、辛,温。

【功能主治】祛风活血,散瘀止痛,接骨。治疗骨折、扭伤、风湿关节痛、腰痛,民间用于治疗妇女月经过多等症。

【妇科验方】妇女月经过多:全株入药 10 g,鲜品 30～50 g,每日 1 剂,水煎服。

铁刀木

【黎族名】铁刀树

【别名】山扁豆、暹罗槐、暹罗决明、孟买蔷薇木、黑檀、铁路木、挨刀树、黑心树。

【性味】涩、微苦。

【功能主治】温经止痛,催吐解毒。治疗痛经、产后恶露、酒精中毒、鱼虾中毒、体癣、皮肤瘙痒等。

【妇科验方】痛经:铁刀木皮 15 g,红糖适量,每日 1 剂,水煎服。

铁青树

【黎族名】紫咯

【别名】青骨藤。

【性味】甘,温。

【功能主治】镇痛止血,清热利尿。用于胃腹疼痛、尿路感染等产后康复。

【妇科验方】根煮水喝,15～20 g,用于产后恢复。

积雪草

【黎族名】雅吴

【别名】地钱草、崩大碗、雷公根、马蹄草。

【性味】苦、辛,寒。

【功能主治】清热利湿,活血止血,解毒消肿。主发热、痛经、崩漏、疔疮肿毒、带状疱疹、蛇虫咬伤。

【妇科验方】痛经、崩漏出血：积雪草 9～15 g,鲜者 15～30 g,每日 1 剂,水煎服。

 臭牡丹

【黎族名】把托卡步

【别名】大红袍、臭八宝、矮童子、野朱桐、臭枫草、臭珠桐、臭脑壳。

【性味】苦、辛,平。

【功能主治】活血散瘀,消肿解毒。治疗风湿关节痛、跌打损伤、高血压、头晕头痛、肺脓、痔疮、脱肛、乳腺炎、关节炎、湿疹、牙痛。

【妇科验方】子宫脱垂、痔疮：臭牡丹叶 10～30 g,煮水熏洗肛门。

 凌霄

【黎族名】固意吭

【别名】上树龙、紫葳、五爪龙、红花倒水莲、倒挂金钟、上树蜈蚣、白狗肠、吊墙花、堕胎花、藤罗花。

【性味】辛、酸,微寒。

【功能主治】活血散瘀,凉血祛风。主治月经不调、经闭癥瘕、产后乳肿、皮肤瘙痒、痤疮等病症。

【妇科验方】月经闭止：凌霄花 9 g,赤芍 15 g,丹皮 9 g,红花 6 g,桃仁 9 g,当归 10 g,每日 1 剂,水煎服,早晚服。

高良姜

【黎族名】雅意冲

【别名】凉姜、山姜、良姜、蛮姜、佛手根。

【性味】辛,热。

【功能主治】温中散积,理气止痛。主治膀胱冷痛、脘腹冷痛、经痛、胃气逆、消化不良、霍乱、呕吐呃逆、噎膈反胃、吞酸、泄泻痢疾、寒疝、脚气等症。此外亦有抗癌、抗病毒作用。

【妇科验方】经痛：高良姜 10 g,红糖适量,水煮温服。

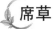 **席草**

【黎族名】茨杆

【别名】三楞草、三棱草、三方草。

【性味】平,辛。

【功能主治】祛风除湿,调经利尿。用于治疗风湿筋骨疼痛、跌打损伤、月经不调、痛经、经闭、尿结石。

【妇科验方】月经不调:席草 15 g,桂圆 30 g,生姜、红糖适量,每日 1 剂,水煎服。

 瓷玫瑰

【黎族名】雅固哼

【别名】姜荷花、火炬姜、菲律宾蜡花。

【性味】甘、微苦,温。

【功能主治】理气解郁,活血散瘀,调经止痛。用于跌打损伤、胸膈闷疼、胀气、口臭、痛经、抑郁症等。

【妇科验方】痛经:瓷玫瑰根块 30 g,鸡冠花 10 g,红糖适量,每日 1 剂,水煎服。

益母草

【黎族名】哎罗

【别名】艾草、假青麻草、红花艾、山麻。

【性味】涩、苦。

【功能主治】补肾,补血调经,祛风止痛,止血。用于肾虚腰酸腿软、妇女产后恶露、产后流血过多、月经过多、痛经、贫血等妇科病,亦能利尿,治眼疾。

【妇科验方】产后出血:益母草 60 g,煎水分 2 次服;或苏木 10 g,益母草 60 g,马齿苋 30 g,红花 10 g,每日 1 剂,水煎服。产后腹痛:益母草 10～30 g,每日 1 剂,水煎服。

益智

【黎族名】欤及、丁介

【别名】益智仁、小良姜。

【性味】辛,温。

【功能主治】温脾止摄,暖肾缩尿固精。主脾胃虚寒、呕吐、泄泻、腹中冷痛、肾虚遗尿、尿频、遗精、白浊。

【妇科验方】腹胀忽泻、日夜不止、遗尿、尿频、遗精、白浊:益智子仁 10 g,每日 1 剂,水煎服,或 100 g 入丸、散。

🌿 烟火树

【黎族名】赛婆酿

【别名】星烁山茉莉。

【性味】微苦,温。

【功能主治】舒肝理气,益肾填精,养胃和中,补血调经。治疗肝气不舒、腰酸膝软、阳痿不育、月经不调等。

【妇科验方】月经不调:烟火树皮 10 g,鸡血藤 10 g,益母草 30 g,每日 1剂,水煎服。

🌿 海风藤

【黎族名】麦轮

【别名】过山风、过山龙藤、异形南五味子。

【性味】辛,微温。

【功能主治】祛风除湿,理气止痛,活血散瘀。治疗风湿筋骨疼痛、腰肌劳损、坐骨神经痛,急性胃肠炎,胃、十二指肠溃疡,痛经、产后腹痛、跌打损伤。果实补肾宁心,止咳祛痰。治疗肾虚腰痛、神经衰弱、支气管炎。

【妇科验方】痛经:海风藤、胡椒各等量,10~20 g,浸酒适量服。

🌿 海芋

【黎族名】哈维空、玻欧俊、住、嘿把。

【性味】辛,温,有大毒。

【功能主治】清热解毒,消肿散结。治瘴疟、急剧吐泻、肠伤寒、风湿痛、疝气、赤白带下、痈疽肿毒、萎缩性鼻炎、瘰疬、疔疮、疥癣、蛇犬咬伤。

【妇科验方】赤白带下:3~9 g,煎汤(须久煎),鲜者 25~50 g,切片与大米同炒至米焦后加水煮至米烂,去渣服。

海南远志

【黎族名】雅亥堇

【别名】小草、细草、小鸡腿、细叶远志、线茶。

【性味】苦、辛,温。

【功能主治】安神益智,祛痰消肿。治疗失眠多梦、健忘惊悸、神志恍惚、咳痰不爽、疮疡肿毒、乳房肿痛。

【妇科验方】乳胀痛:海南远志 15 g,酒煎服,药渣敷患处。

海南茄

【黎族名】驳难雅

【别名】衫纽藤、卜古雀、金纽头、鸡头刺、细颠茄。

【性味】辛、苦,温。

【功能主治】用于外感风寒表证、跌打损伤、关节肿痛、月经不调、感冒、头痛、疟疾。

【妇科验方】月经不调:根入药,9~15 g,每日 1 剂,水煎服。

海南黄芩

【黎族名】雅捞

【别名】山茶根、土金茶根。

【性味】苦,寒。

【功能主治】泻实火,除湿热,止血,安胎。治疗壮热烦渴、肺热咳嗽、湿热泻痢、黄疸、热淋、吐血、衄血、崩血、漏血、目赤肿痛、胎动不安、痈肿疗疮。

【妇科验方】胎动不安:海南黄芩 15 g,白术 10 g,竹茹 10 g,每日 1 剂,水煎服。

海南崖豆藤

【黎族名】各我

【别名】毛瓣鸡血藤。

【性味】辛、苦,温。

【功能主治】补血调经,通经活络,消炎止咳。治疗气管炎、阑尾炎。

【妇科验方】月经不调,体虚:用茎藤 60~100 g,每日 1 剂,水煎服。

海南粗榧

【黎族名】赛噢雅

【别名】三尖杉、红壳松、薄叶篦子杉。

【性味】咸,温。

【功能主治】治疗各种恶性肿瘤,如乳腺癌、食道癌、鼻咽癌、胃癌、肝癌、子宫癌等。

【妇科验方】产后腹胀:海南粗榧叶 9 g,木通 6 g,槟榔 3 枚,每日 1 剂,水煎服。

陵水暗罗

【黎族名】紫付顶

【别名】海岛木。

【性味】辛,温。

【功能主治】活血止痛。

【妇科验方】腹痛:叶 10~20 g,水煎服。腹痛、经闭、尿痛:根 10~20 g,水煎服。腰痛:根适量,捣碎热敷。

十一画

球兰

【黎族名】杆细呕

【别名】肺炎草、马骝解、狗舌藤、铁脚板等。

【性味】苦,寒。

【功能主治】清热化痰,消肿止痛,通乳。用于治疗肺热咳嗽、痈肿、跌打接骨、瘰疬、久病虚弱、乳妇奶少、关节疼痛、睾丸炎。

【妇科验方】乳妇奶少：球兰 30 g,木瓜 50 g,西洋参 10 g,生姜 3 片,炖猪前蹄服。

排钱树

【黎族名】雅骆门

【别名】毛排钱草、迭钱草、麒麟尾。

【性味】淡、涩,凉,小毒。

【功能主治】根清热利水。主治腹痛、月经不调、闭经、痈疽疔疮、跌打肿痛。

【妇科验方】月经不调、闭经：排钱草根 100～150 g,老母鸡 1 只,酒少许,同炖,饭前用。子宫脱垂：排钱草干根 50 g,炖鸡或猪蹄,服至见效。孕妇及血虚者忌用。

菝葜

【黎族名】隆波

【别名】金刚刺、金刚藤、乌鱼刺、铁菱角、马加勒。

【性味】苦,凉。

【功能主治】祛风利湿,解毒消痈。主风湿痹痛、淋浊、带下、泄泻、痢疾、痈肿疮毒、顽癣、烧烫伤。解毒、祛风,为疮科要药,发汗、利尿及治淋病、癌症、消渴症。叶捣烂,外敷治恶疮。

【妇科验方】带下、淋病、癌症：菝葜根茎 20～60 g,每日 1 剂,水煎服,或菝葜浸酒适量服。

黄皮

【黎族名】油皮

【别名】油皮、酸皮、黄皮果。

【性味】叶：辛,凉,果：酸,温;根：辛、微苦,温。

【功能主治】叶：解毒散寒,可预防流行性脑脊髓膜炎。治疗伤风感冒咳嗽、急性胃肠炎、急性黄疸等。根：行气止痛。可治胃痛、风湿骨痛、闭经、水肿等。果核：可治疝气。

【妇科验方】闭经：黄皮根 10 g,水煎服。

常春藤

【黎族名】唛亲

【别名】土鼓藤、钻天风、三角风、散骨风、枫荷梨藤。

【性味】苦、甘,温,无毒。

【功能主治】祛风利湿,活血消肿,平肝解毒。治疗风湿关节痛、腰痛、跌打损伤、肝炎、头晕、口眼㖞斜、衄血、目翳、急性结膜炎、肾炎水肿、闭经、痈疽肿毒、荨麻疹、湿疹。

【妇科验方】产后头痛:常春藤 30 g,黄酒炒,加红枣 7 个,水煎,饭后服。

眼树莲

【黎族名】雅亦

【别名】石仙桃、小耳环、树上瓜子、瓜子藤、瓜子金。

【性味】甘、微苦,凉。

【功能主治】清肺热,化疟,凉血解毒。民间有用作治肺燥咳血、疮疖肿毒、小儿疳积、痢疾、跌打肿痛、毒蛇咬伤。

【妇科验方】产后不适:眼树莲 30 g,五花肉 300 g,炖服。

野蕉

【黎族名】麦钟

【别名】山芭蕉、牛角蕉。

【性味】甘,平,微寒。

【功能主治】清热解毒,消肿止痛。用于肾炎水肿、尿急尿黄、皮肤病、子宫炎、痛经、牙痛等。

【妇科验方】痛经:野蕉根 30 g,生姜 15 g,每日 1 剂,水煎服。催乳:野蕉叶捣烂,外敷。

蛇含委陵菜

【黎族名】雅意述

【别名】紫背草、蛇含草、五皮风、地五甲、五爪龙、地五加、五爪虎、五星草、五虎草、五爪金龙、五叶蛇莓。

【性味】苦、酸。

【功能主治】清热定惊,截疟,止咳化痰,解毒活血。治疗高热惊风、疟疾、咳嗽、痢疾、肠梗阻、疮疖肿毒、咽喉肿痛、风火牙痛、带状疱疹、目赤肿痛、虫蛇咬伤、风湿麻木、跌打损伤、月经不调、外伤出血。

【妇科验方】月经不调:9～15 g,鲜品倍量,每日 1 剂,水煎服。

蛇菰

【黎族名】雅号怼

【别名】通天蜡烛、红笔头。

【性味】苦、涩,寒。

【功能主治】清热解毒,凉血止血。治疗咳嗽、血崩、痔疮肿痛。

【妇科验方】崩漏出血:10～20 g,每日 1 剂,水煎服。

银胶菊

【黎族名】黄姜、玻欧葛韧、搕志统。

【性味】辛、苦,寒。

【功能主治】行气化瘀,清心解郁,利胆退黄。用于经闭痛经、胸腹胀痛、热病神昏、癫病发狂、黄疸尿赤。

【妇科验方】妇女病及产后恢复:10～15 g,水煮服用,或大米煮饭服用。

假蒟叶

【黎族名】意番

【别名】假蒌、蛤蒌、猪拨菜。

【性味】苦,温。

【功能主治】温中行气,祛风消肿。治疗胃寒痛、气胀腹痛、风湿腰痛、伤风感冒、产后气虚脚肿、牙痛、疮痛、痔疮、跌打肿痛。

【妇科验方】产后水肿:假蒟叶 15 g,胡子鱼、食醋同煮服用。

假鹰爪

【黎族名】赛熬力

【别名】一串珠、鸡爪凤、酒饼叶。

【性味】微辛,温,有小毒。

【功能主治】祛风利湿,健脾理气,化瘀止痛。主治风湿骨痛、产后风痛及腹痛、痛经、胃痛、泄泻、跌打损伤、皮癣等。

【妇科验方】产后腰痛:假鹰爪根 30 g,猪尾巴 1 条,炖服。

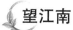 **望江南**

【黎族名】豪内

【别名】野扁豆、狗屎豆、羊角豆、黎茶。

【性味】苦,寒。

【功能主治】肃肺清肝和胃,消肿解毒。治疗咳嗽、哮喘、脘腹痞痛、血淋、便秘、头痛、目赤、疗疮肿毒、虫蛇咬伤。

【妇科验方】乳腺炎:以鲜叶适量捣烂外敷;用全草 50 g,每日 1 剂,水煎服。

 淡竹叶

【黎族名】雅包亿

【别名】山鸡米、迷身草、长竹叶。

【性味】微苦,凉。

【功能主治】清凉解热,利尿。治疗牙龈肿痛、口腔炎等症,根能催产。

【妇科验方】淋病:淡竹叶、藕节各 30 g,车前草 10 g,每日 1 剂,水煎服。阴道炎:淡竹叶 100 g,砂锅泡 10 分钟,先武火煮开,后文火煮 10 分钟,分 2 次凉饮。

十二画

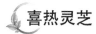 **喜热灵芝**

【黎族名】地库会

【别名】竹灵芝、灵芝。

【性味】微苦,有异香。

【功能主治】清毒排热,醒脑镇腑,补血益精,悦色减皱。

【妇科验方】月经失调、经闭痛经、润肤美容:10～20 g,水煎服,或丸、散剂口服。

葫芦茶

【黎族名】茶厄

【别名】山茶、剃刀柄、金剑草、仙茶。

【性味】甘、平,凉,无毒。

【功能主治】清热解毒,消积利湿,杀虫防腐。可用于预防中暑,治疗感冒发热、咽喉肿痛、肾炎等。

【妇科验方】妊娠呕吐:葫芦茶 50 g,水煎,分 3 次服。产后瘀血痛:鲜葫芦茶 100 g,杵烂,酌加米酒炖服。

落地生根

【黎族名】甘笼抔

【别名】土三七、枪刀草、伤药、叶生根、天灯笼、打不死、晒不死。

【性味】苦、酸,凉。

【功能主治】清热解毒,活血祛瘀。治疗跌打损伤、风湿骨痛、肾炎水肿、胆结石、扁桃体炎、乳腺炎、急性中耳炎、烧伤、烫伤、外伤感染、吐血。

【妇科验方】乳痈、乳岩:落地生根 5 片,捣烂外敷。

萱草

【黎族名】杆嘞

【别名】金针、黄花菜、忘忧草、宜男草、疗愁、鹿箭。

【性味】苦,凉。

【功能主治】清热利尿,凉血止血。治疗腮腺炎、黄疸、膀胱炎、尿血、小便不利、乳汁不足、月经不调、衄血、便血。

【妇科验方】乳腺炎:萱草(鲜品)捣烂外敷。

棕榈

【黎族名】运丹能

【别名】唐棕、拼棕、中国扇棕、棕树、山棕。

【性味】苦、涩,平。

【功能主治】收敛止血。治疗吐血、衄血、便血、血淋、尿血、外伤出血、崩漏下血。

【妇科验方】子宫出血:棕榈灰 10 g,荷叶 30 g,水煎服。血崩不止:棕榈皮烧存性,空腹服 15 g,淡酒送服。

棣棠花

【黎族名】棣棠花

【别名】棣棠、地棠、蜂棠花、黄度梅、金棣棠梅、黄榆梅。

【性味】涩,平。

【功能主治】化痰止咳,健脾化湿。有催乳利尿、消肿、止痛、止咳、助消化等作用,治疗久咳、消化不良、水肿、风湿痛、热毒疮。

【妇科验方】催乳:棣棠花茎髓 30 g,炖猪蹄服。

紫叶酢浆草

【黎族名】雅盏

【别名】红叶酢浆草、三角酢浆草、酸浆、三叶酸、三角酸、酸母、醋母、酸箕、雀林草、小酸茅。

【性味】酸,平。

【功能主治】清热,利尿,接骨。治疗尿结、黄疸肝炎、发热咳嗽、心胃气痛、妇人血结不通、赤白带下、疮疖溃烂、麻疹、蛇毒、疥疮等。

【妇科验方】乳痈:紫叶酢浆草 30 g,水煎服,渣捣烂外敷。

紫茉莉

【黎族名】雅垄金

【别名】胭脂花、臭茉莉。

【性味】甘,平。

【功能主治】清热解毒,凉血,滋阴补虚,通淋调经。主治红崩白带、月经不调、小便不利、糖尿病等。叶榨汁,可治创伤,煎服作缓下剂。

【妇科验方】白带:鲜紫茉莉根 120 g,水煎服。痛经:紫茉莉根 15 g,香附

12 g,延胡索 10 g,每日 1 剂,水煎服。

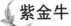 **紫金牛**

【黎族名】夜簸

【别名】矮地茶、叶下红、铜盆花、山疤。

【性味】辛,温。

【功能主治】活血化瘀,消炎止痛。

【妇科验方】痛经:紫金牛叶 10～15 g,每日 1 剂,水煎服。

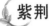 **紫荆**

【黎族名】紫荆

【别名】红花紫荆、红花羊蹄甲。

【性味】苦,平,无毒。

【功能主治】清热凉血,祛风解毒,活血通经,消肿止痛。治疗风湿骨痛、跌打损伤、风寒湿痹、闭经、蛇虫咬伤、血气不和、狂犬等病症。

【妇科验方】产后诸淋:紫荆皮 30 g,半酒半水煎加红糖适量,温服。

紫背菜

【黎族名】隆呗杆

【别名】红凤菜、两色三七草、红菜。

【性味】甘、辛,凉。

【功能主治】凉血止血,清热消肿。用于咳血、血崩、痛经、血气痛、支气管炎、盆腔炎、中暑、阿米巴痢疾,外用治创伤出血、溃疡、疔疮痈肿、甲沟炎。

【妇科验方】痛经:柊紫背菜 30 g,生姜数片,红糖适量,每日 1 剂,水煎服。血崩:紫背菜 60 g,每日 1 剂,水煎服。

紫薇

【黎族名】紫薇

【别名】痒痒花、痒痒树、紫金花、紫兰花、蚊子花、西洋水杨梅、百日红、无皮树。

【**性味**】辛,微苦。

【**功能主治**】清热解毒,利湿祛风,散瘀止血。主治无名肿毒、丹毒、乳痛、咽喉肿痛、肝炎、疥癣、跌打损伤、内外伤出血、崩漏带下、咯血、吐血、便血。

【**妇科验方**】产后血崩:紫薇树皮 30 g,铁树根 15 g,每日 1 剂,水煎服。

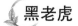 ## 黑老虎

【**黎族名**】托囤

【**别名**】冷饭团、臭饭团、酒饭团、大叶南五味、过山龙藤、红过山、大钻、万丈红、透地连珠、紫根藤、钻骨风。

【**性味**】辛、微苦,温。

【**功能主治**】行气活血,消肿止痛。治疗胃及十二指肠溃疡、慢性胃炎、急性胃肠炎、风湿痹痛、跌打损伤、骨折、痛经、伤风、产后瘀血腹痛、疝气痛。

【**妇科验方**】痛经:黑老虎 30 g,乌药 6 g,每日 1 剂,水煎服。

 ## 黑面神

【**黎族名**】雅能哼

【**别名**】四眼叶、狗脚刺、野甜菜、黑面叶、夜来香、青漆、青风木。

【**性味**】苦,寒,有小毒。

【**功能主治**】清湿热,化瘀滞。主治腹痛吐泻、疔毒、疮疖、湿疹、皮炎、漆疮、跌打肿痛等病症。

【**妇科验方**】阴道炎:黑面神干根 25～50 g,每日 1 剂,水煎服,或黑面神300 g,煮水坐浴或冲洗阴道。

番木瓜

【**黎族名**】啪运

【**别名**】番瓜、木瓜、万寿果。

【**性味**】微苦、甘。

【**功能主治**】消炎,运水,化石。用于治疗肾炎、子宫发炎、白带多、肾结石、腹水。

【**妇科验方**】子宫发炎:木瓜根鲜品 60 g,鱼腥草 30 g,艾叶 12 g,一点红

9 g,每日 1 剂,水煎服。产后无乳:木瓜 500 g,猪蹄 300 g,炖服。

番荔枝

【黎族名】山荔枝

【别名】山荔枝、番枝果。

【性味】辛,苦。

【功能主治】抗菌、抗肿瘤。治疗咽喉肿痛、感冒发热、扁桃体炎、乳腺炎、乳腺癌、胃癌等各种癌症。

【妇科验方】乳腺炎、乳腺癌:10~20 g,每日 1 剂,水煎服。

十三画

蓝树

【黎族名】紫敢丢

【别名】山蓝树、滞良、木蓝、岭刀把、海南倒吊笔。

【性味】微苦、微涩,凉,有毒。

【功能主治】清热解毒,止血敛疮。

【妇科验方】妇科热证、血证:适量水煎服。

蓟

【黎族名】驳杆

【别名】大蓟、刺蓟、山萝卜。

【性味】甘、微苦,凉。

【功能主治】凉血止血,清热消肿。治疗咳血、吐血、衄血、尿血、血淋、便血、血痢、崩中漏下、外伤出血、痈疽肿毒。

【妇科验方】堕胎后出血不止:蓟根叶、益母草各 250 g,以水 3 大碗,煮至 1 大碗,分作 2 服;鲜蓟根 60 g,水煎服。妇人阴痒症:蓟全草适量,水煮作汤,热洗,每日 3 次。

蒺藜

【黎族名】雅笃

【别名】白蒺藜、名茨。

【性味】辛、苦,微温,有小毒。

【功能主治】平肝解郁,活血祛风,明目止痒。用于头痛眩晕、胸胁胀痛、乳闭乳痈、目赤翳障、风疹瘙痒。

【妇科验方】闭经:当归、蒺藜各等份,上为末,米饮汤调服。

暗罗

【黎族名】叁帮摆

【别名】鸡爪树、眉尾木、山观音、老人皮。

【性味】辛,温。

【功能主治】行气止痛,行气散结。主治腹痛、胃疼、痛经、梅核气。

【妇科验方】痛经:暗罗根 15 g,当归、牛膝、川芎各 10 g,甘草 3 g,每日 1 剂,水煎服。

蜂窝草

【黎族名】雅介迫、玻欧必达、雅知个、岗锦满

【性味】辛、苦,平。

【功能主治】解毒止咳,明目通经。主治感冒、头痛、哮喘、百日咳、咽喉肿痛、牙痛、消化不良、月经不调、闭经。

【妇科验方】月经不调、闭经:9～15 g,每日 1 剂,水煎服。

矮琼棕

【黎族名】喃迈

【别名】小琼棕。

【性味】苦、涩,平。

【功能主治】收涩止血,祛风止痒。治疗吐血、衄血、便血、尿血、崩漏。

【妇科验方】崩漏:矮琼棕根 15 g,齿果草 30 g,每日 1 剂,水煎服。产后恶露:矮琼棕果实 10 g,鸡血藤 15 g,益母草 10 g,猪前蹄 1 只,炖服。

矮紫金牛

【黎族名】雅嫩我

【别名】小青、矮茶、短脚三、矮脚樟茶。

【性味】辛、微苦、平。

【功能主治】通经活血,凉血解毒。治疗肺痨咳血、刀伤出血、无名肿毒、月经不调、小儿疳积、痢疾、脱肛、习惯性流产、少乳、慢性肾炎、高血压。

【妇科验方】月经不调:短紫金牛 30 g,益母草 30 g,红枣 6 枚,每日 1 剂,水煎服。

鼠尾草

【黎族名】掌崩

【别名】南丹参、石见穿、洋苏草。

【性味】苦、辛,平。

【功能主治】清热利湿,活血调经,安神明目,解毒消肿。主治黄疸、赤白下痢、湿热带下、月经不调、痛经、头痛及神经痛、疮疡疔肿、跌打损伤。

【妇科验方】乳汁过多:鼠尾草 30 g,水煎服。痛经:鼠尾草 30 g,红糖适量,每日 1 剂,水煎服。

催生草

【黎族名】乌啼杆

【别名】天蒜、地兰、绵枣儿、独叶芹、地枣、黏枣。

【性味】甘、苦,寒,有小毒。

【功能主治】活血解毒,消肿止痛。治乳痈、肠痈、跌打损伤、牙痛、筋骨痛、腰腿痛、子弹伤。

【妇科验方】催产:催生草 30 g,每日 1 剂,水煎服。

慈姑

【黎族名】雅种或

【别名】剪刀草、马蹄、燕尾草。

【性味】微寒,苦。

【功能主治】解毒利尿,抗癌,活血消结,强心润肺。治疗疮疖、心悸心慌、水肿、产后血闷、胎衣不下、白带、崩漏、衄血、呕血、咳嗽痰血、淋浊、睾丸炎、毒蛇咬伤、排尿不利、便秘等病症。

【妇科验方】产后血闷:慈姑(鲜品)适量,捣汁服。

十四画

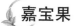嘉宝果

【黎族名】赛葡萄
【别名】珍宝果、树葡萄。
【性味】甘,寒。
【功能主治】滋肝养肾,祛风活血。治疗肾炎、阳痿早泄、不孕不育、尿路感染、高血压、冠心病、风湿及类风湿等疾病。
【妇科验方】不孕不育:嘉宝果50g,每日1剂,水煎服。

榕树

【黎族名】千意给
【别名】小叶榕、细叶榕、正榕树、千斤吊。
【性味】甘、淡、微苦。
【功能主治】消炎松筋,祛风利湿,续骨。治疗骨折、风湿病、感冒发热、百日咳、扁桃体炎、急性胃肠炎等。
【妇科验方】子宫下垂:榕树须180g,瘦猪肉适量,文火炖服。闭经:榕树叶60g,煨干,泡酒饮用。

酸豆

【黎族名】祷萝
【别名】酸梅、罗晃子。
【性味】甘、酸,凉。
【功能主治】清热解毒,消食化积。用于中暑、感冒发热、食欲不振、小儿

疳积、妊娠呕吐、便秘等。

【妇科验方】妊娠呕吐：酸豆根适量，10～20 g，每日 1 剂，水煎服。

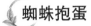 **蜘蛛抱蛋**

【黎族名】隆帮族

【别名】一叶兰、大叶万年青、竹叶盘、九龙盘、竹节伸筋。

【性味】甘，温。

【功能主治】活血散瘀，补虚止咳。治疗跌打损伤、风湿筋骨痛、腰痛、肺虚咳嗽、咯血、牙痛、月经痛、骨折、疟疾、结石等。

【妇科验方】经闭腹痛：一叶兰 30 g，水煎，加红糖服。

十五画

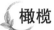 **橄榄**

【黎族名】黑榄

【别名】青果、山榄、白榄、红榄、青子、谏果、忠果。

【性味】甘、酸，平。

【功能主治】清肺利咽，生津止渴，解毒。

【妇科验方】胎动不安：橄榄 15 枚，去核，放猪肚内炖熟，食肉喝汤，每周 1～2 次。妊娠呕吐：青橄榄不拘量，捣烂，每日 1 剂，水煎服。

十六画

 薏苡

【黎族名】薏兑南

【别名】苡米、薏仁米、珠珠米。

【性味】甘，微寒。

【功能主治】清热利湿健脾。主治水肿脚气、风湿、泄泻、肠痈、肺痈等,炒用补益肺脾,多用于治关节炎、扁平疣;根具有清热利尿等功效,用于肝炎、肾炎等症。

【妇科验方】闭经:薏米根 30 g(鲜根 60 g),每日 1 剂,水煎服,每月月经周期前服 3～5 剂。

 蕹菜

【黎族名】赛诉

【别名】空心菜、藤藤菜、蕹菜、通心菜、无心菜、瓮菜、空筒菜、竹叶菜、节节菜。

【性味】甘,平,无毒。

【功能主治】清热解毒,利水消肿。治疗食物中毒、无名肿痛、跌打损伤、肺热咳嗽、咳血、白带、水肿浮肿、小便不利等。

【妇科验方】妇女白带:带根蕹菜 300 g,白鸡冠花 90 g(均鲜品),炖猪肉,吃肉喝汤。

薜荔

【黎族名】雅鲁格

【别名】广东不留行、凉粉子、木莲。

【性味】酸,平,无毒。

【功能主治】祛风,利湿,活血,解毒。治风湿痹痛、泻痢、淋病、跌打损伤、痈肿疮疖、保胎。

【妇科验方】先兆流产:鲜薜荔枝叶 50 g,荷叶蒂 7 个,水煎去渣,加鸡蛋 3 个,同煮食用。

十七画

 薰衣草

【黎族名】呗杆

【别名】灵香草、香草、黄香草。

【性味】淡,平。

【功能主治】杀菌,止痛,镇静。治疗头痛、失眠、胀气、恶心、口臭、灼伤、关节痛、瘢痕、暗疮、烧伤、蚊虫叮咬、牛皮癣、湿疹等。

【妇科验方】经期不适:薰衣草花5g,煮水代茶饮。

十九画

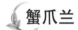 **蟹爪兰**

【黎族名】盟哽

【别名】螃蟹兰、接骨兰、蟹爪莲、圣诞仙人掌。

【性味】苦,寒。

【功能主治】清热解毒,行气活血,消肿止痛。治疗急性乳腺炎、乳腺增生、痔疮、骨折。

【妇科验方】急性乳腺炎:蟹爪兰、蒲公英、一点红(均鲜品)等量,共捣烂,外敷患处。

二十画

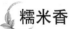 **糯米香**

【黎族名】常唛固

【别名】香草茶、开心叶。

【性味】凉、寒。

【功能主治】清热解毒,清心安神,养颜抗衰,补肾健胃。治疗烦躁目赤、小儿疳积和妇女白带等疾病。

【妇科验方】妇女白带:糯米香叶10g,益母草30g,红枣适量,每日1剂,水煎服。

参考文献

［1］牛乾,符致坚.黎医基础理论研究[M].海口：海南出版社,2021.

［2］钟捷东.黎族医药[M].海口：海南出版社,2008.

［3］姜德友.龙江医派学术与文化[M].北京：科学出版社,2019.

［4］周亚东.文化雨林[M].海口：南海出版公司,2017.

［5］姜子祥,黄旨涵,涂笑微,等.海南黎族传统医药特色简述[J].中国民族民间医药,2022(5)：1-3.

［6］张建青,谭启龙,林如辉,等.中国回医药学概论[J].中国中医基础医学杂志,2020.

［7］刘雁峰,梁雪芳,徐莲薇.中医妇科学[M].4版.北京：人民卫生出版社,2021.

［8］冯晓玲,张婷婷.中医妇科学[M].5版.北京：中国中医药出版社,2021.

［9］钟捷东.黎族医药[M].海口：海南出版社,2018.

［10］唐菲,林天东.海南黎药(第1辑)[M].海口：海南出版社,2017.

［11］唐菲,林天东.海南黎药(第3辑)[M].海口：海南出版社,2019.

［12］谢幸,苟文丽.妇产科学[M].8版.北京：人民卫生出版社,2019.

［13］陈子江,田秦杰.异常子宫出血诊断与治疗指南(2022更新版)[J].中华妇产科杂志,2022(7).

［14］张玉珍.中医妇科学[M].2版.北京：中国中医药出版社,2019.

［15］陈红风.中医外科学[M].4版.北京：中国中医药出版社,2021.

［16］福建省医药研究所.福建中草药处方[M].福州：福建省新华书店,1971.

［17］戴好富,郭志凯,郑才成.海南黎族民间验方集[M].北京：中国科学技术出版社,2014.

［18］钟捷东.黎族常用草药图本(第一册)[M].海口：海南出版社,2014.

［19］钟捷东.黎族常用草药图本(第二册)[M].海口：海南出版社,2015.

［20］钟捷东.黎族常用草药图本(第三册)[M].海口：海南出版社,2017.

［21］钟捷东.黎族常用草药图本(第四册)[M].海口：海南出版社,2018.

后　记

历时 2 年，终于在意犹未尽中暂时画上了句号。与黎族同仁接触越多，越能感受到他们的质朴、善良、热情和活力，正是因为这种品质，得以让黎族医药口口相传，深深扎根于民间，并逐渐走进学者和大众的视野。她们中有家族相传的妈妈传女儿、儿媳，姑嫂相约上山采药，有年近耄耋之年依然精神矍铄的老草医。她们与人见面是那样的羞涩，但说起治病救人又是滔滔不绝。我曾想把她们都一一呈现给读者，但疫情时访问不便使我计划落空，深感遗憾。

本书得以完成，最有力的支持者是主编孙立楠女士，副主编符致坚、钟捷东老师以及海南省东方市中医院符致坚黎族医药传承工作室黎医团队。他们不仅深入黎村黎寨走访黎医，亲身体验黎医治疗特色，上山下沟采尝黎药、了解药性，而且创新性地将藤灸、黎药熏蒸、走蛇罐、黎药药酒应用到临床，受到广大患者的喜爱。从他们身上看到了黎族医药未来光明的前景和希望。在此，向他们表示衷心的感谢。

由于本人才疏学浅，编写过程中的疏漏与不当之处，敬请原谅。

海南省中医院　戴海青

2023 年 9 月